脳活シルバー川柳

川柳 なぞり書き

大声で 音読

大笑い!

篠原菊紀（脳科学者。公立諏訪東京理科大学 教授）監修
みやぎシルバーネット＋河出書房新社編集部　編

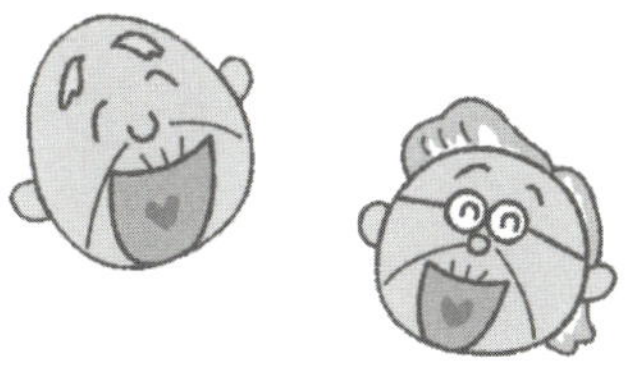

河出書房新社

なぞり書き、音読、笑いで脳は活性化します！

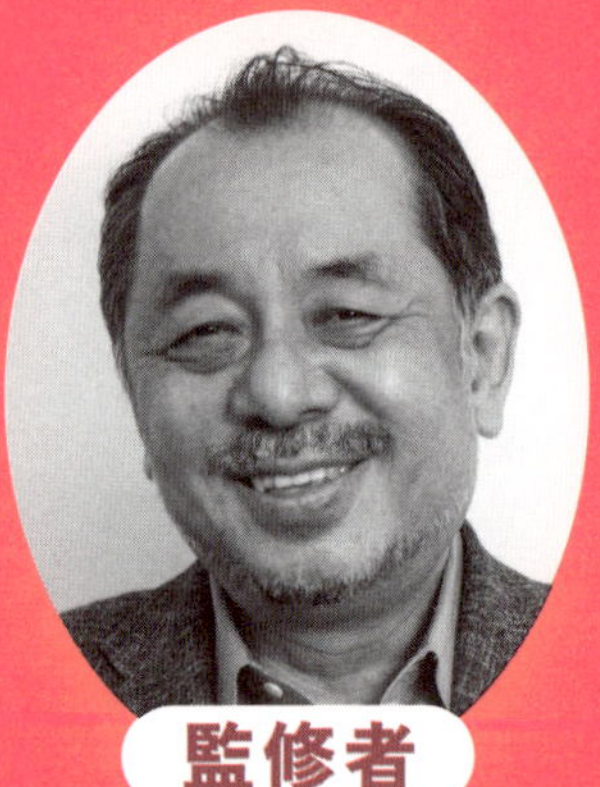

監修者
脳の専門家
篠原 菊紀先生

脳もトレーニングで鍛えられる

歳をとると特に衰えやすいのが、ワーキングメモリ。これは、**何か作業をするときに、必要な情報を一時的に脳に記憶する脳力**です。私たちはふだん、仕事や会話、学習など、日常のさまざまな場面でこのワーキングメモリを使っています。

ワーキングメモリの機能はおもに脳の前頭前野といわれる領域が担っていますが、その働きのピークは18～25歳。40～50代で衰え始めます。年を重ねるごとにもの忘れが増えたり、人の名前がすぐに浮かんでこなくなったりするのは、前頭前野が衰え、ワーキングメモリの機能が低下しているからです。

しかし、脳は体と同じように鍛えることができます。体は筋トレや運動、健康的な生活を送ることで機能を維持できますが、脳も同様に「筋トレ」することで鍛えることができるのです。しかも脳は筋肉よりもはるかに早く変化しやすいので、効果が出やすく持続しやすいことがわかっています。高齢者に認知的トレーニングを半年間継続してもらったところ、効果が5年後まで続いたという研究結果もあります。ぜひすぐチャレンジしてみましょう。

なぞり書きと音読のうれしい効果

本書では、60歳以上の高齢者から投稿された「シルバー川柳」をなぞって、声に出して読むことで、

シルバー川柳で脳イキイキ！

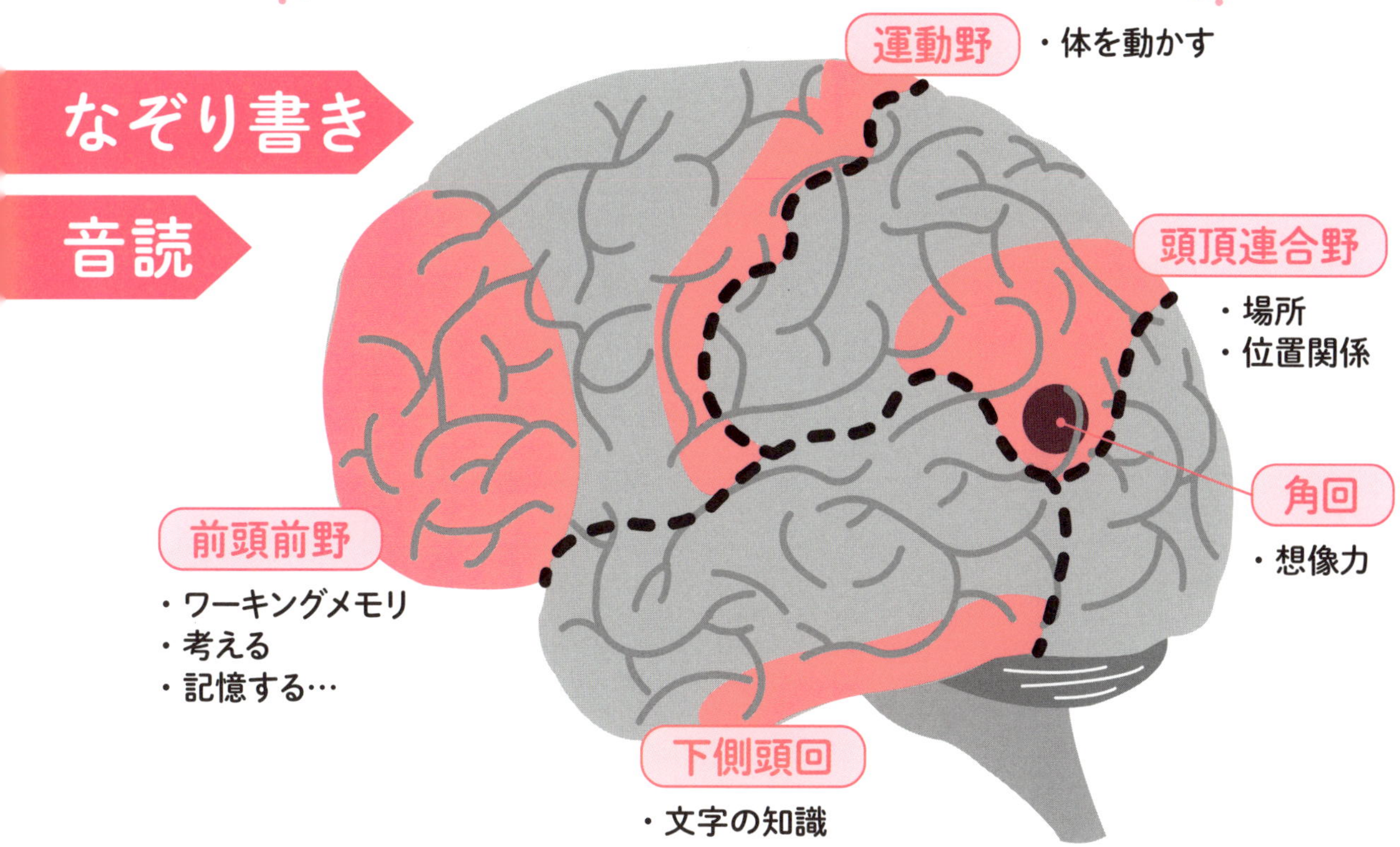

「なぞり書き」「音読」を
いっしょに行う（デュアルタスク）と
脳のいろいろな場所が刺激される！

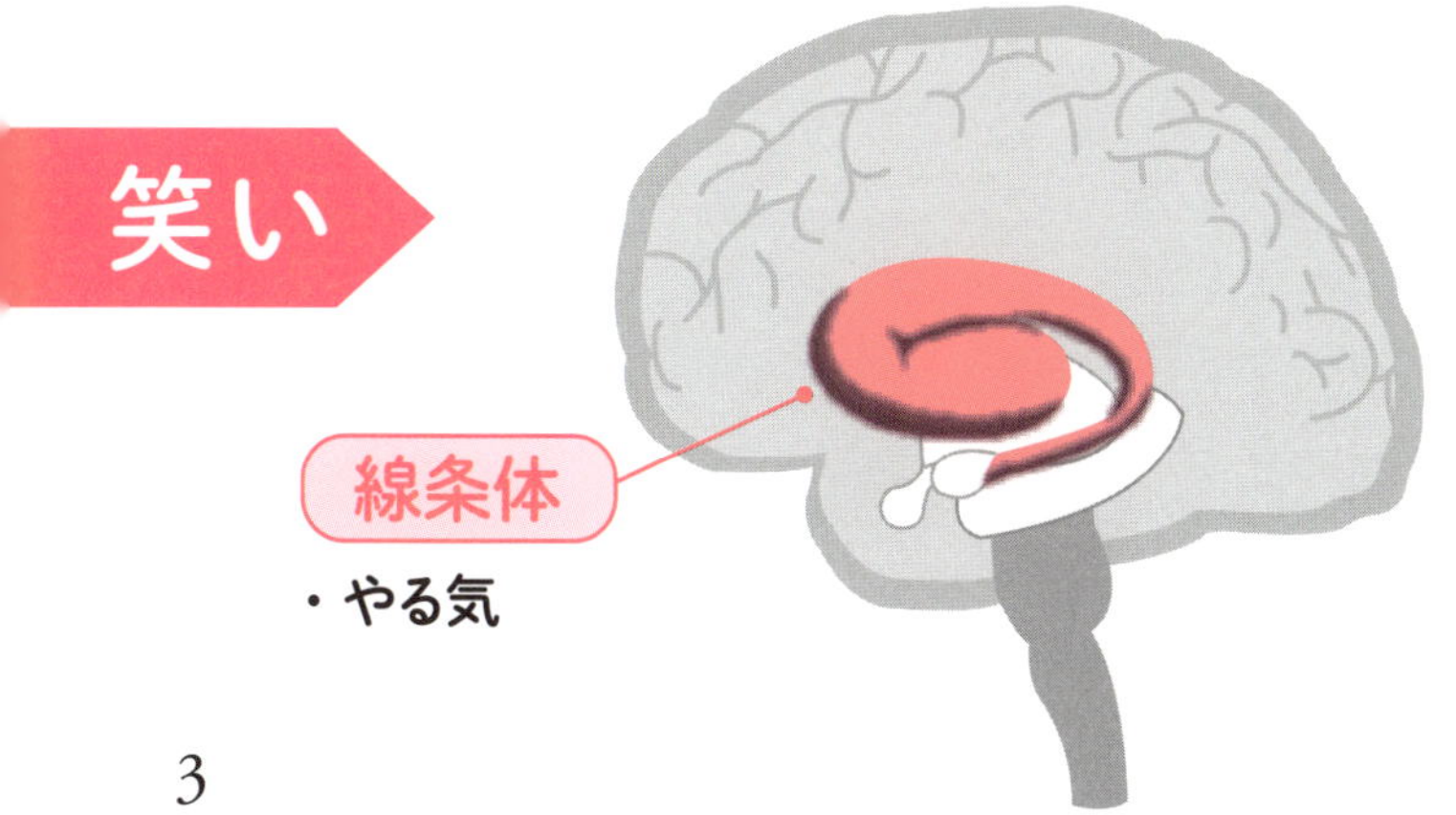

楽しさ、
ワクワク感で
活性化！

脳を鍛えることができます。

なぞり書きをしているときに、脳の前頭前野が活発に働くことが研究で明らかになっています。手を動かすように命じる運動野、場所や位置関係を教える頭頂連合野、文字の知識が保存されている下側頭回、左右の前頭前野など、広範囲にわたって活発に働くので、実際にえんぴつを持ち、手を動かしてなぞるという行為によって**脳の血液量が増え、認知症予防やもの忘れ予防に効果**が出ます。

音読も効果的に脳の前頭前野を刺激します。川柳作者の心情に思いをはせながら声に出すことで、想像力をつかさどる脳の側頭頭頂接合部（角回）という部分の活動が高まります。この側頭頭頂接合部を刺激することで想像力を高めることにつながります。

このように、なぞり書きと音読を同時に行うなど、2つ以上のことを同時に行うことを「デュアルタスク」といいます。たとえば、電話をしながらメモを取る、音楽を聴きながら料理をするなど、私たちは日常生活の中でもさまざまな場面でデュアルタスクを行っています。年を重ねると脳の変化に伴って、若い頃はできていたデュアルタスクがやりづらく感じることが多くなるかもしれません。本書のなぞり書きと音読を意識的に一緒に行うことで、ふだんなかなか使わない脳の領域を刺激してくれます。最初はなかなかうまくいかないかもしれませんが、**慣れないことをすること自体が脳へのいい刺激になる**ので、ぜひチャレンジしてみましょう。

笑って楽しく続けることが秘けつ

この「シルバー川柳」を読むと、ほのぼの、しみじみしてくるものも、中には大笑いできるものもあります。やらされている、楽しくないと感じながら脳トレを行うのは、脳にとっていい効果が得られません。**大脳の奥にある線条体は「やる気」と密接に関わっていて、楽しいことやワクワクするようなことをしていると活性化**します。線条体が活性化している状態で脳トレを行うと、脳トレの効果も大きくアップするのです。ご自分のペースで無理なく楽しく。日常生活に脳トレをとりいれて、脳を元気にしていきましょう。

この本の使い方

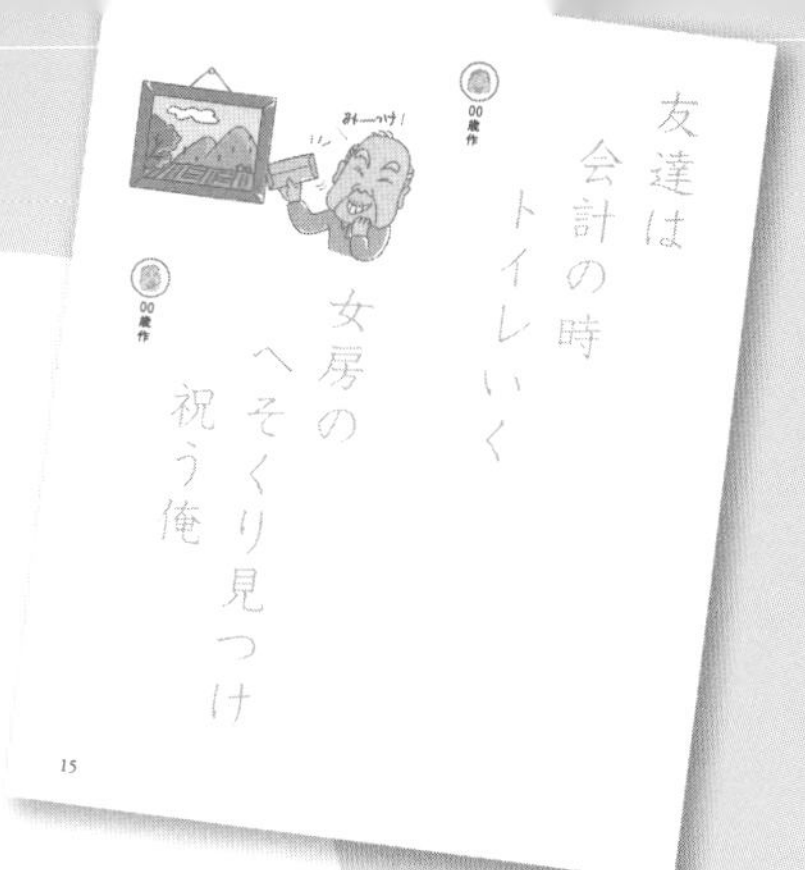
友達は
会計の時
トイレいく
00歳作

女房の
へそくり見つけ
祝う俺
00歳作

15

なぞり書き

鉛筆、ペン…筆記具は
なんでも構いません!
線からはみ出ても気にしない!
うまく書くより、楽しんで
書いちゃいましょう。

＋

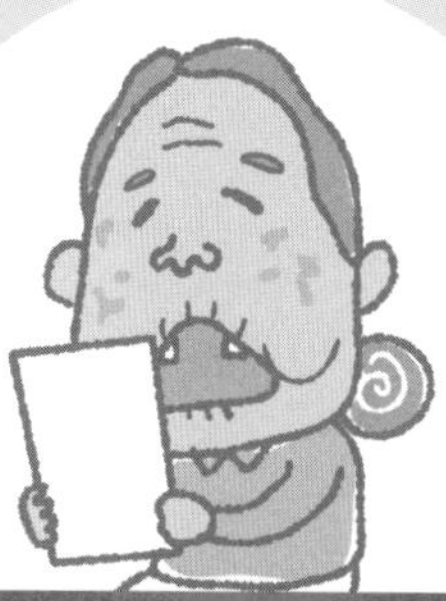

声に出して読む

川柳を声に出して
読んでみましょう。
状況や気持ちを想像しながら、
口、耳、頭を
楽しくフル活用!

＋

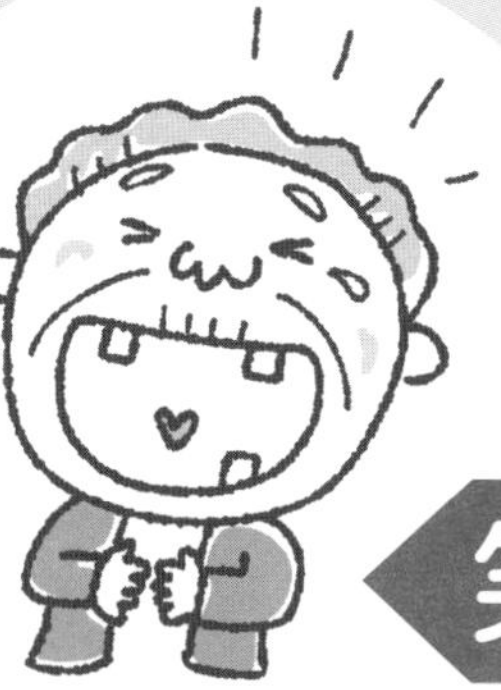

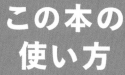

笑う

愉快な川柳には、思いっきり
大笑いしちゃいましょう。
お仲間と川柳の感想を言い合ったり
「穴埋め川柳」「パズル川柳」コーナーを
クイズみたいに楽しみましょう。

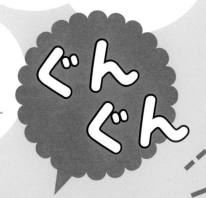

ぐんぐん

手、口、耳の刺激で脳が若返る!

愛してる
それが今では
息してる？

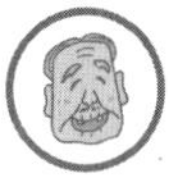
67歳作

人生の
秘め事話した
黒電話

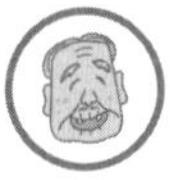
87歳作

呼びリンに
入れ歯だカツラだ
忙しい

77歳作

なぜ笑う
ほんとに婆は
もてたのよ

81歳作

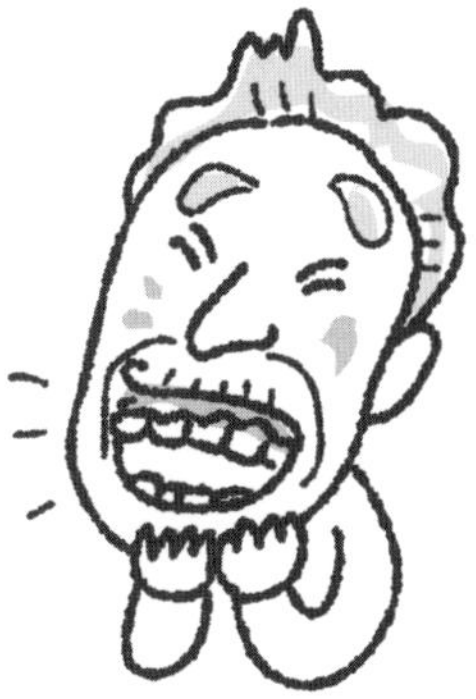

婆さんは
赤、青、黄色
すべて無視

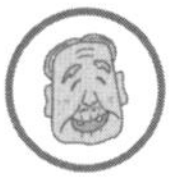

76歳作

目医者にて
「パチパチして」で
手をたたく

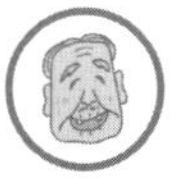

77歳作

レディです
なぜ老いらくと
呼ぶのです

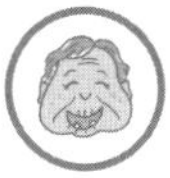

98歳作

目が覚める
ことを信じて
早寝する

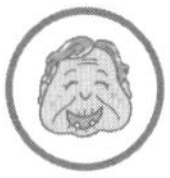

74歳作

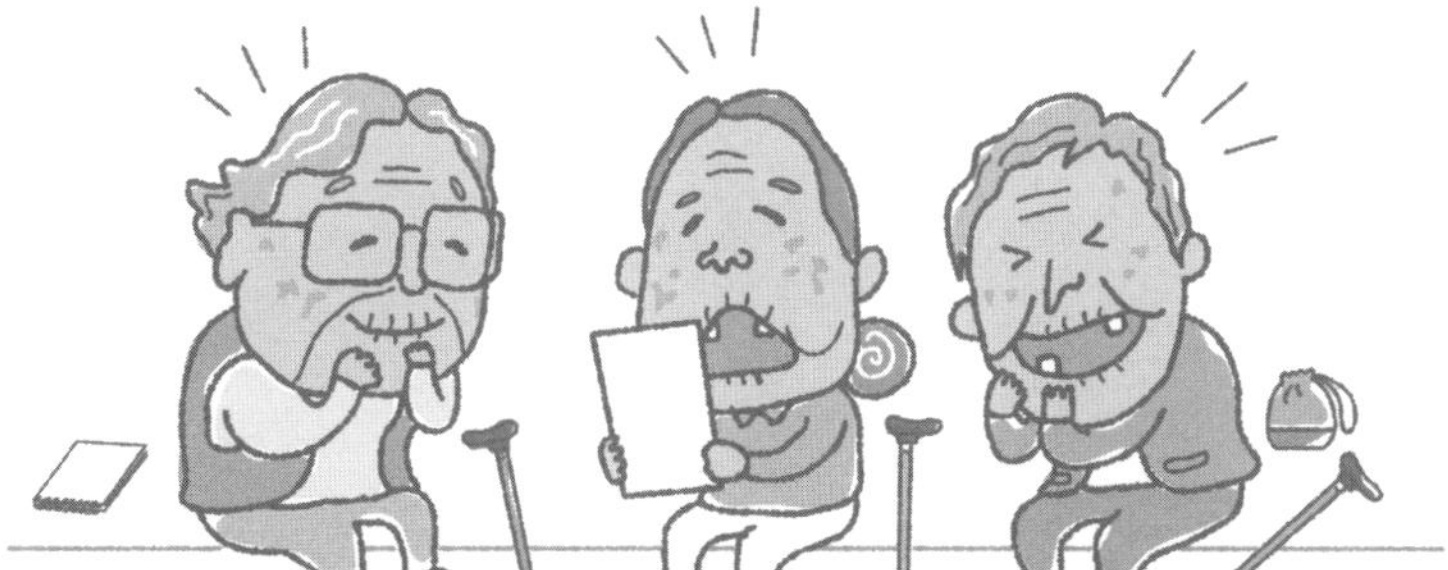

貯金より
先に溜《た》まった
皮下脂肪

69
歳
作

赤パンツ
はいてみたけど
運が来ん

90
歳
作

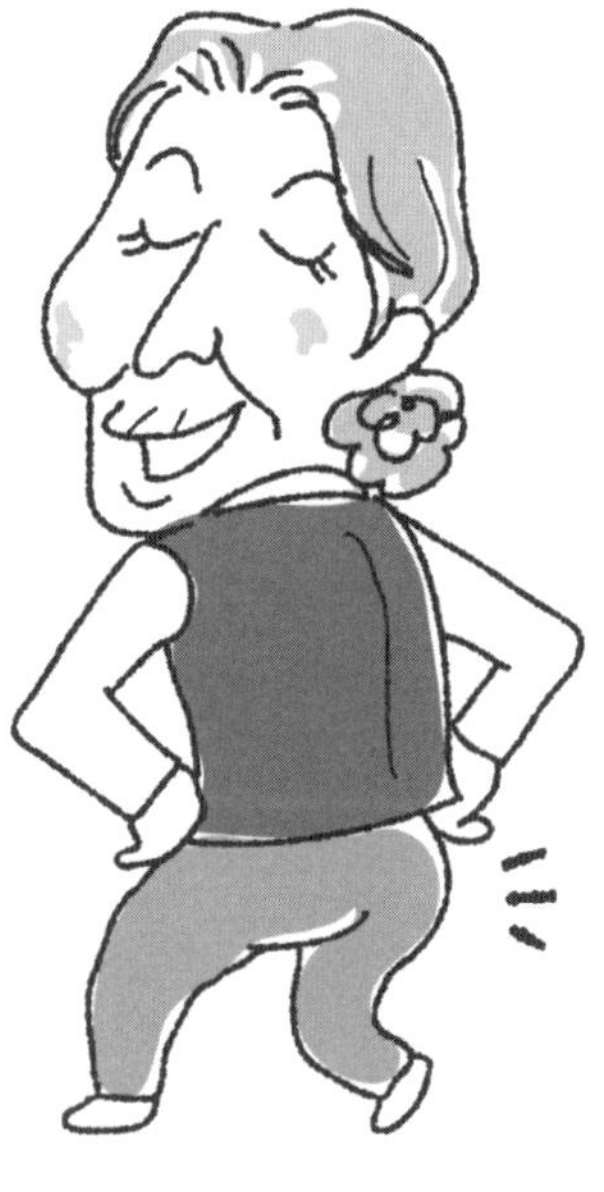

三才の
孫にほめられ
嬉《うれ》しがる

92歳作

孫よりも
九九なら速い
負けません

60歳作

青空と
この年金が
あればよい

91歳作

リバウンド
化粧まわしが
似合う妻

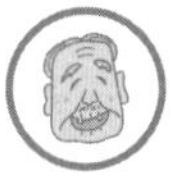
65歳作

色づいた
秋は私も
若返る

83歳作

リモコンを
機嫌が悪い
ジジに向け

67歳作

保険証
無いと思えば
冷蔵庫

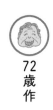

72歳作

「ほらほら」と
「あれ」で進行
同級会

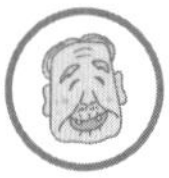

78歳作

友達は
会計の時
トイレいく

66歳作

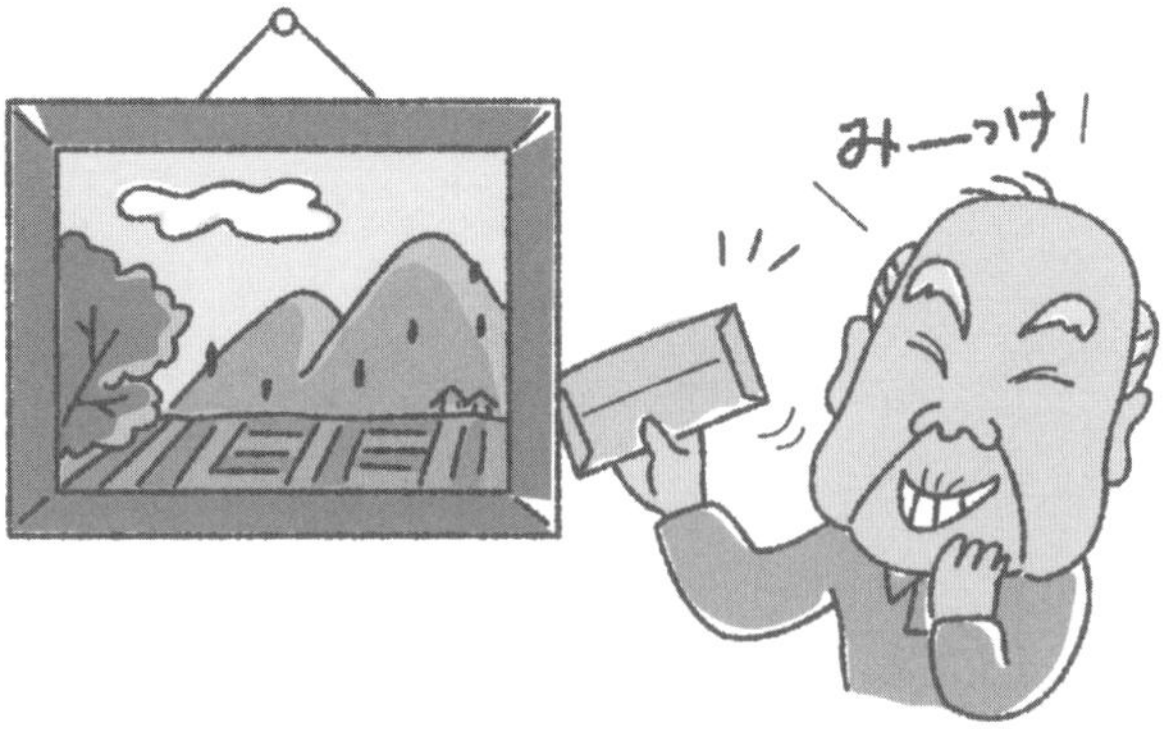

女房の
へそくり見つけ
祝う俺

70歳作

年金日
妻のマナ板
よく弾み

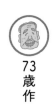

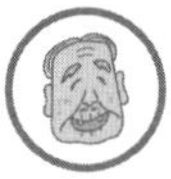
73歳作

次の世は
あなたとの出会い
ありません

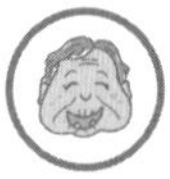
72歳作

混浴や
男ばかりで
混む湯《ゆ》船《ぶね》

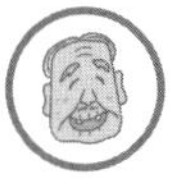
62歳作

白《はく》濁《だく》の
湯でよかったわ
おたがいに

66歳作

どうしたの
メガネがないの
またないの

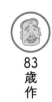

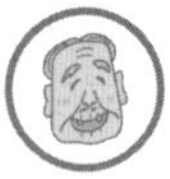

83歳作

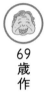

仏さま
助けてください
女です

69歳作

川柳パズル

□に入る共通の言葉は何でしょう？

1

昼の顔
□外せば
夜の顔

ばあちゃんの
□出し入れ
孫騒ぎ

2

くしゃみする
振りしてついでに
□する

今日は留守
気兼ねがいらぬ
□する

答えは次のページに

答え

1

入れ歯

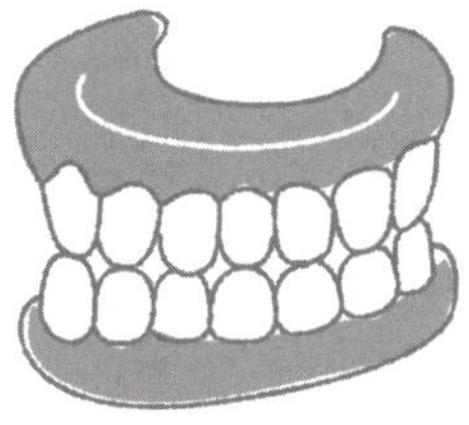

2

おなら

入れ歯をよんだ句は
とっても多いぞ。
みんな気になっているんだねぇ。

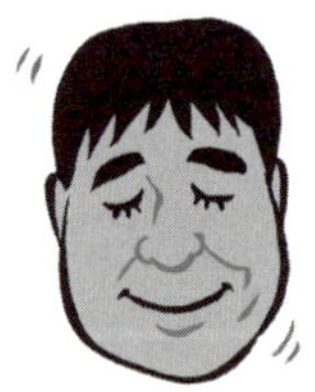

起きたけど
用事もないし
金もない

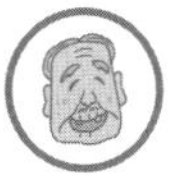

62歳作

お礼など
無用と言いつつ
右手出す

94歳作

ゆっくりと
噛《か》んでいるうち
昼近し

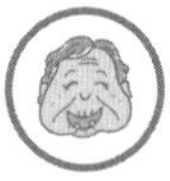
80歳作

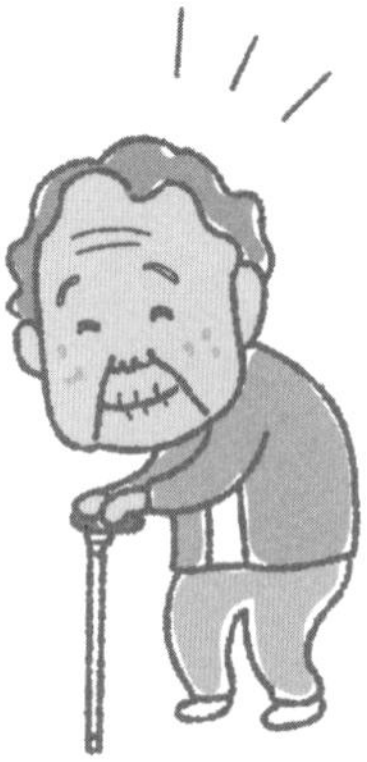

徘《はい》徊《かい》と
言われぬように
挨拶す

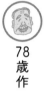

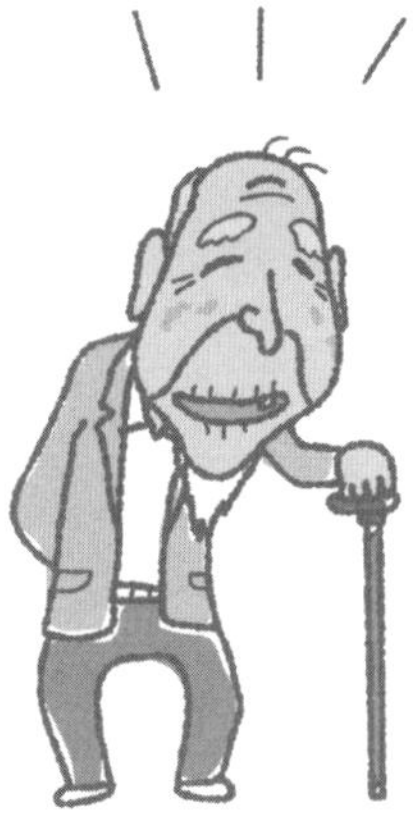

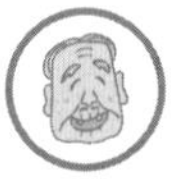
78歳作

若いときゃ
ヒラリの場面で
今ひやり

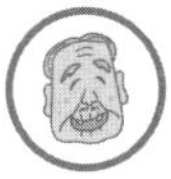
70歳作

また薬
他に方法
ないのかね！

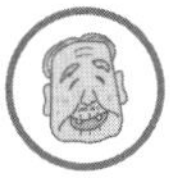
73歳作

ボケたけど
悪口だけは
スラスラと

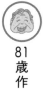

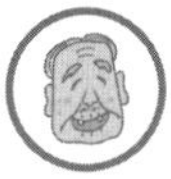
90歳作

初恋の
秘密は今も
レインボー

81歳作

夏負けを
知らぬ女房の
Lサイズ

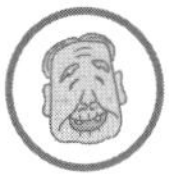
70歳作

サンマより
脂《あぶら》のってる
憎い腹

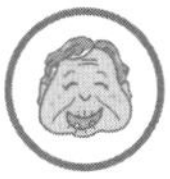
70歳作

アレ持って
アソコへ行って
アレをする

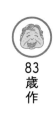

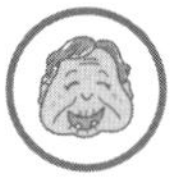

83歳作

死んでから
もらう保険を
勧められ

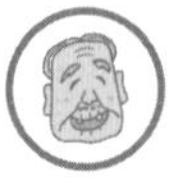

76歳作

愛犬に
秘密打ち明け
心晴れ

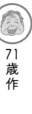

71歳作

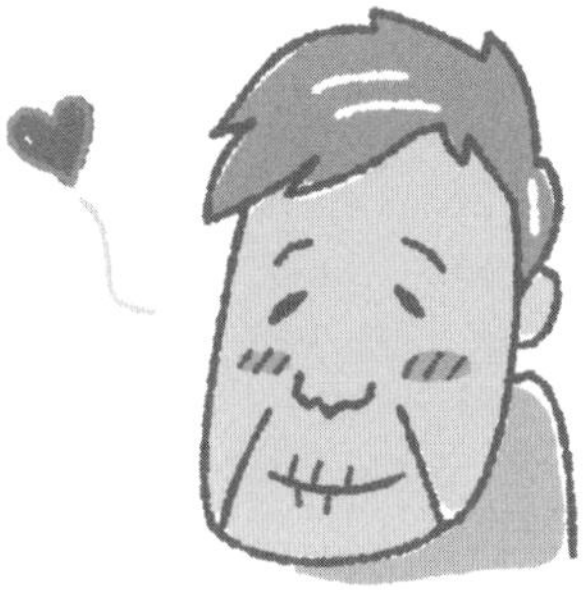

老いてなお
恋占いに
はしゃぐ妻

73歳作

イケメンの
リハビリ指導に
若造り

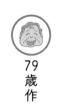

79歳作

歳《とし》忘れ
これから恋の
さかりです

101歳作

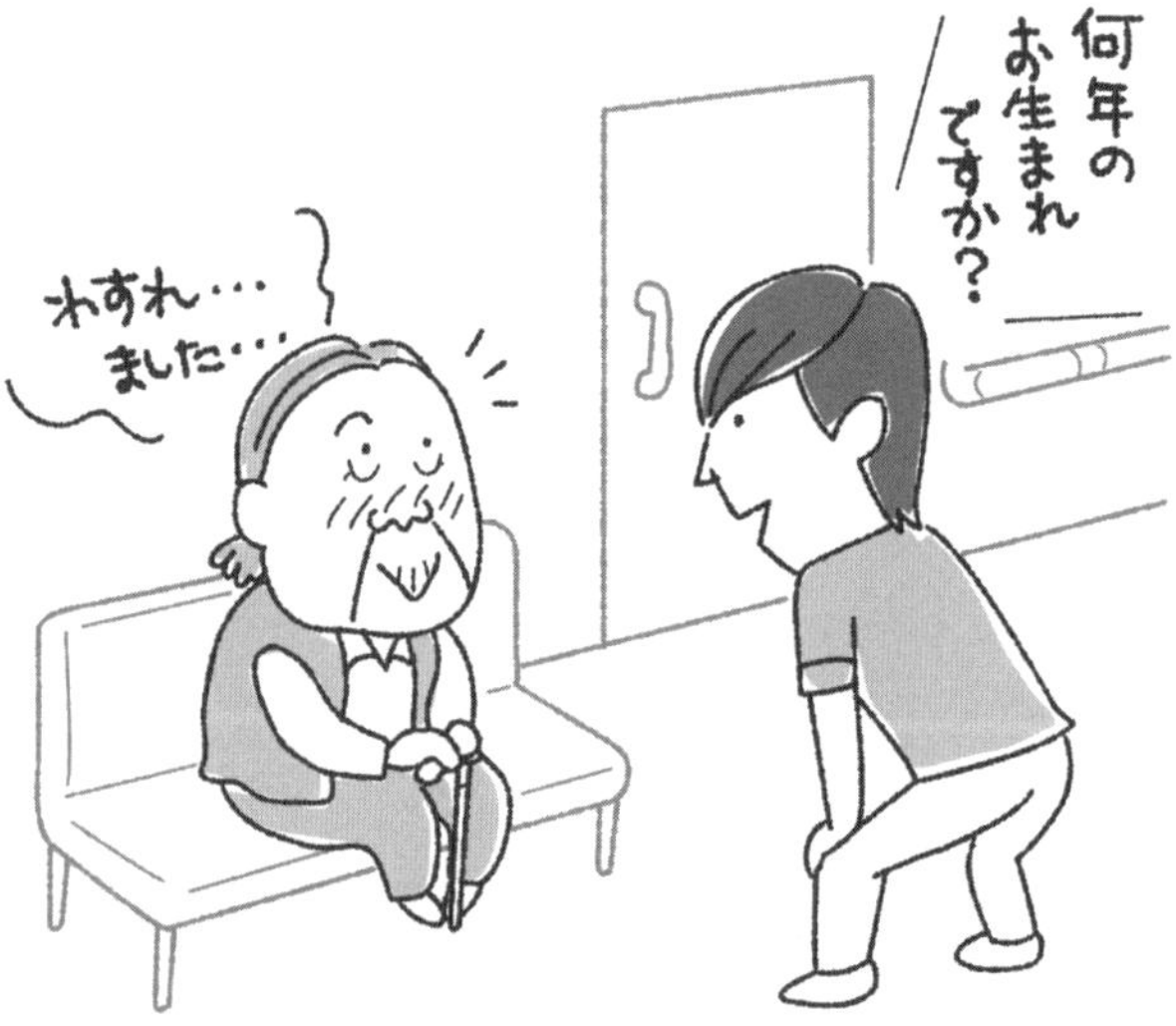

穴埋め川柳

□に入る言葉は何でしょう？

1
寒い朝
□満タン
爽快日

2
麻酔さめ
まず確認の
□

3
婆さんの
しわが波打つ
□

4
□を
はさんだ雑誌
処分され

答えは次のページに

答え

1 しびん

2 預《よ》金《きん》帳《ちょう》

3 フラダンス

4 へそくり

これ以外にもいろんな言葉が
浮かんだんじゃないかな。
面白ければみんな正解だ！

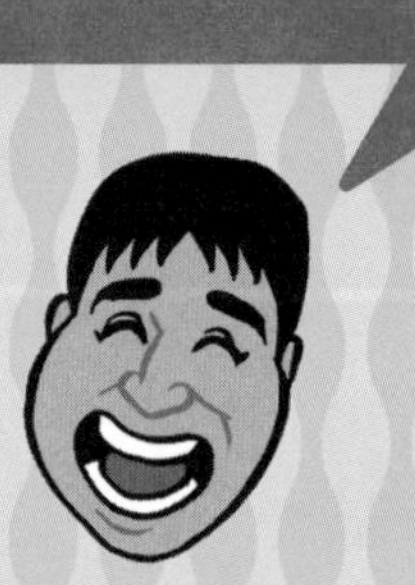

掃除機で
俺の居場所も
吸わないで

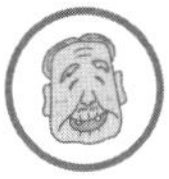

62歳作

ねえあなた
たまには外出
してお願い

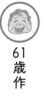

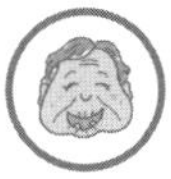

61歳作

今日もまた
何か忘れて
頑張るぞ

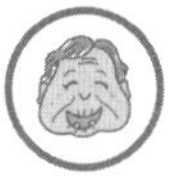

77歳作

紙パンツ
絵のないほうが
オレのもの

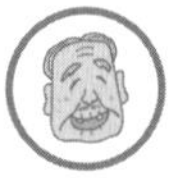

88歳作

「無理するな」
無理をしないと
動けない

85歳作

恋女房
50年たてば
肥《こえ》女房

70歳作

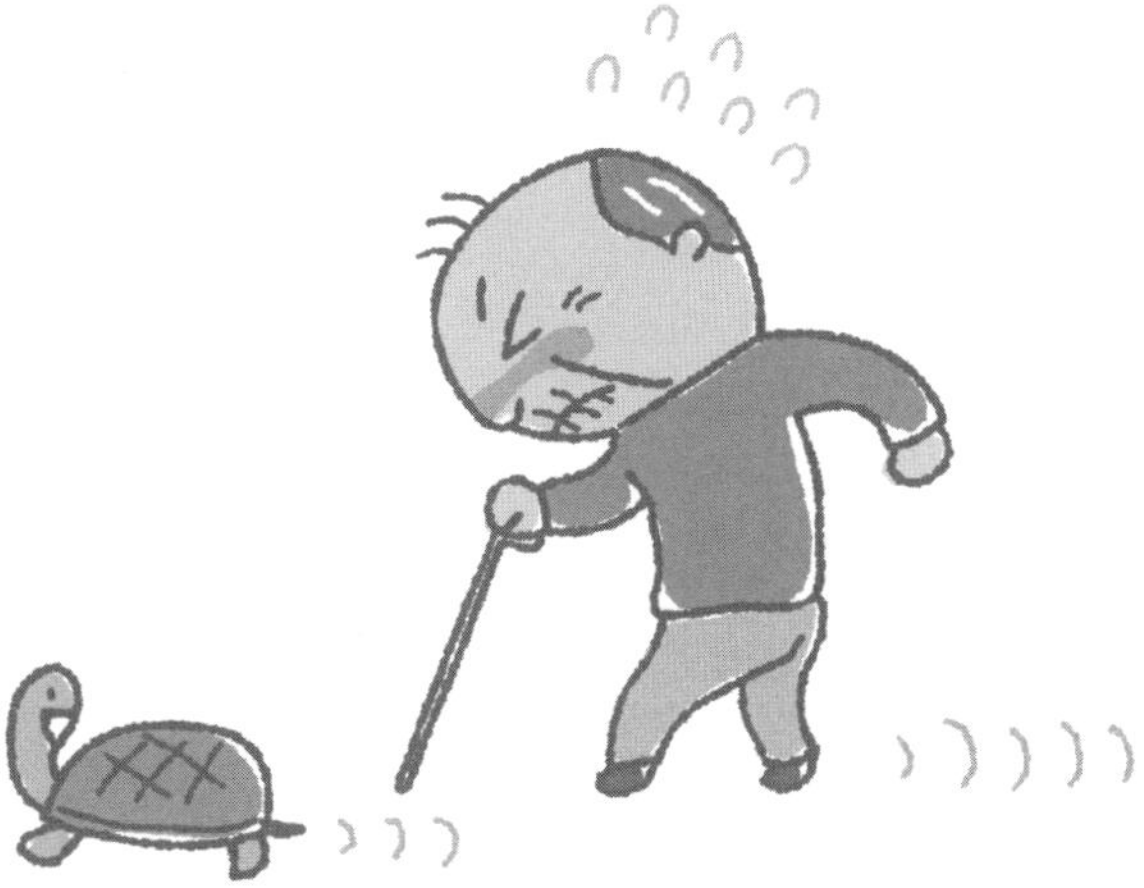

全財産
お口《くち》にあります
金歯です

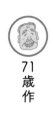

71歳作

クラス会
みんな開けてる
玉手箱

77歳作

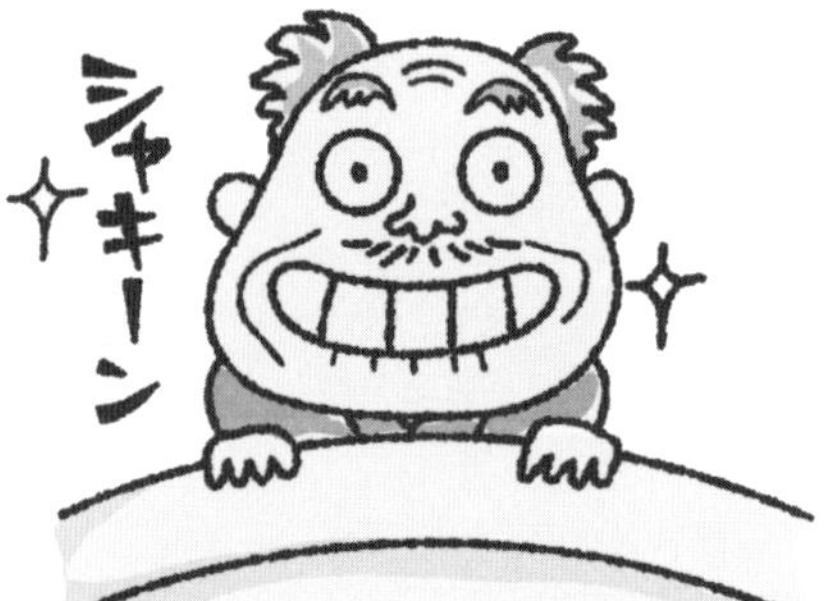

夫《ふう》婦《ふ》喧《げん》嘩《か》
見て見ぬ振りを
するペット

89歳作

丁《てい》寧《ねい》な
言葉になった
妻怖《こわ》い

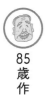

85歳作

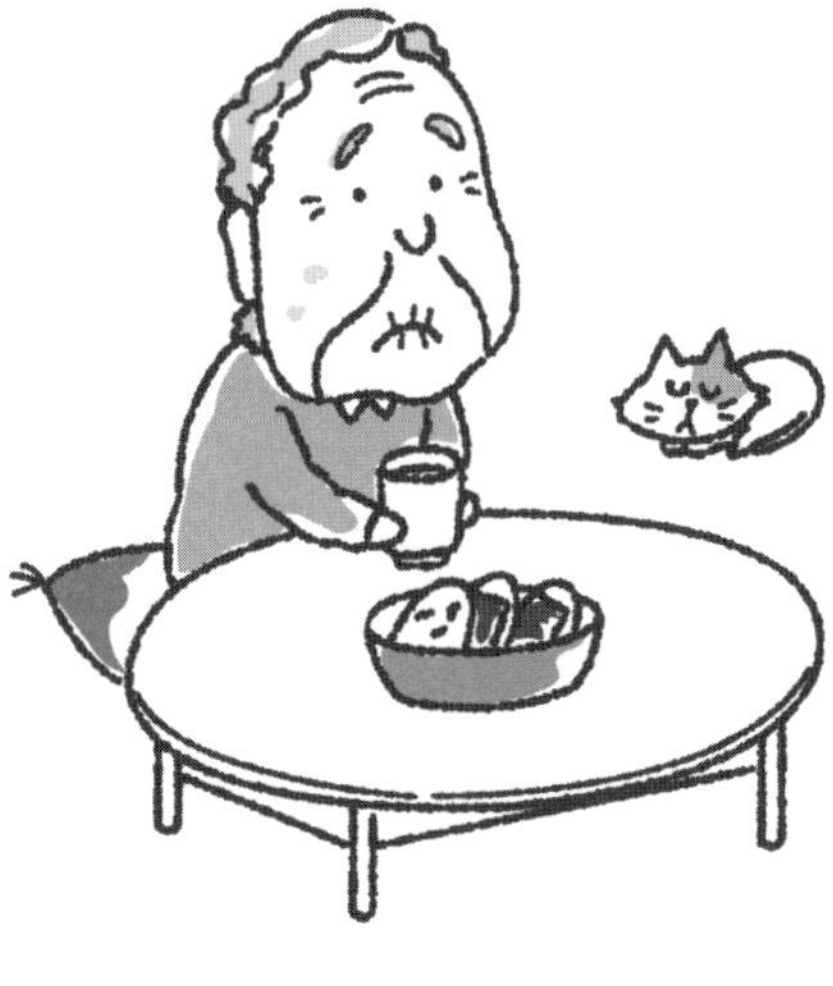

残り香は
むかし香水
いま線香

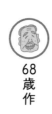

68歳作

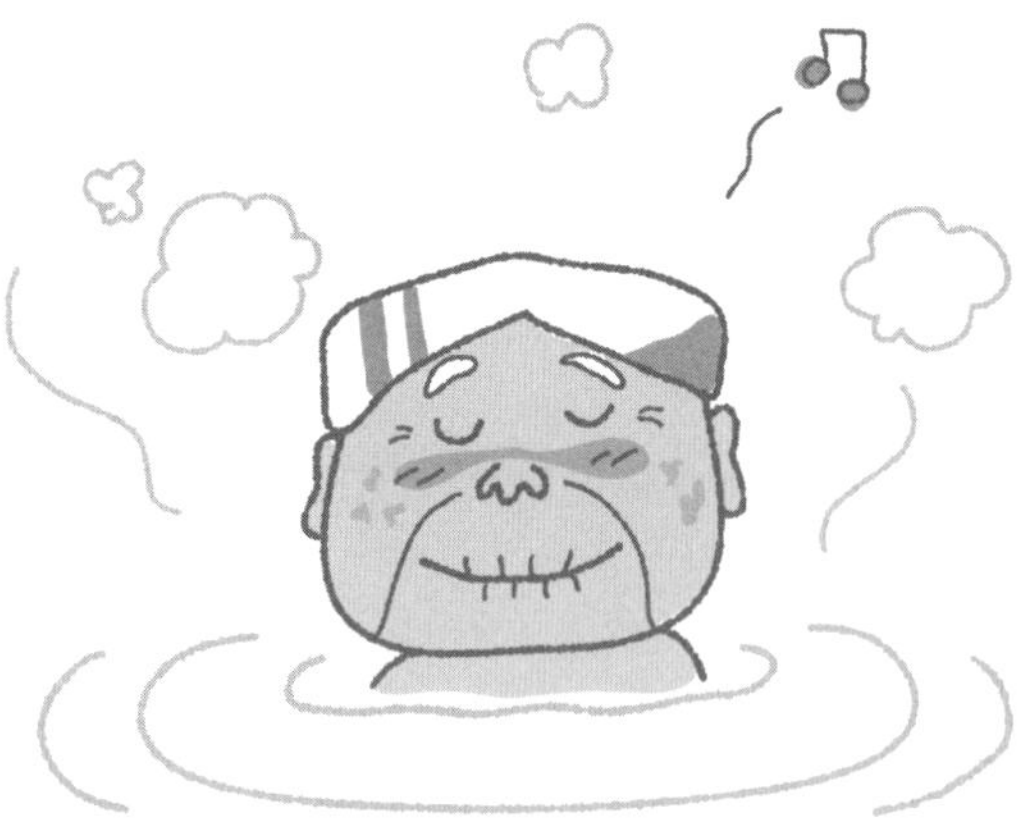

今日箱根
明日は伊豆か
入浴剤

79歳作

入れ歯とは
知らず歯並び
ほめる友

92歳作

目が覚めりゃ
メシはまだかと
きくジージ

95歳作

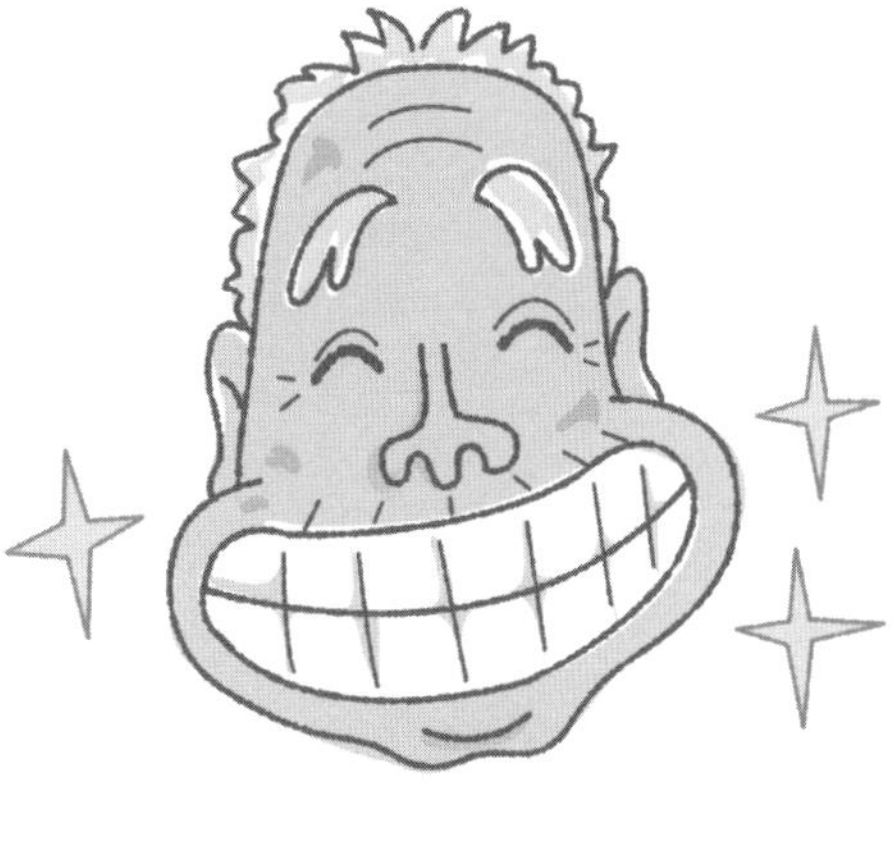

朝体操
オナラの気配に
目も泳ぐ

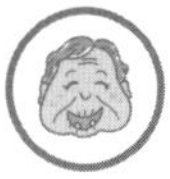

85歳作

骨密度
検査の前に
じゃこ食べる

82歳作

川柳パズル

□に入る共通の
言葉は何でしょう？

1

まず□
それから貴男《あなた》の
夕食ね

娘より
□の見合い
すぐ決まり

2

□
トランプする程
持ってます

ドバッと出し
探してくれと
□

答えは次のページに

答え

1 ペット

2 診察券

「なんだ、俺は
ペット以下なのかい?!」
そんな爺の嘆きが
聞こえてきそうだな。

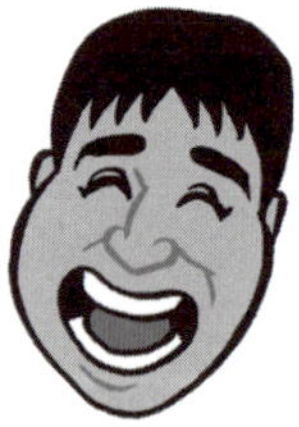

タイプなの
爺《じい》に甘える
めすの猫

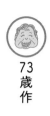

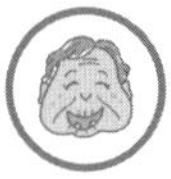
73歳作

人生の
苦楽をともに
ピロリ菌

65歳作

「聞こえたのッ？」
「聞こえません」と
即答し

82歳作

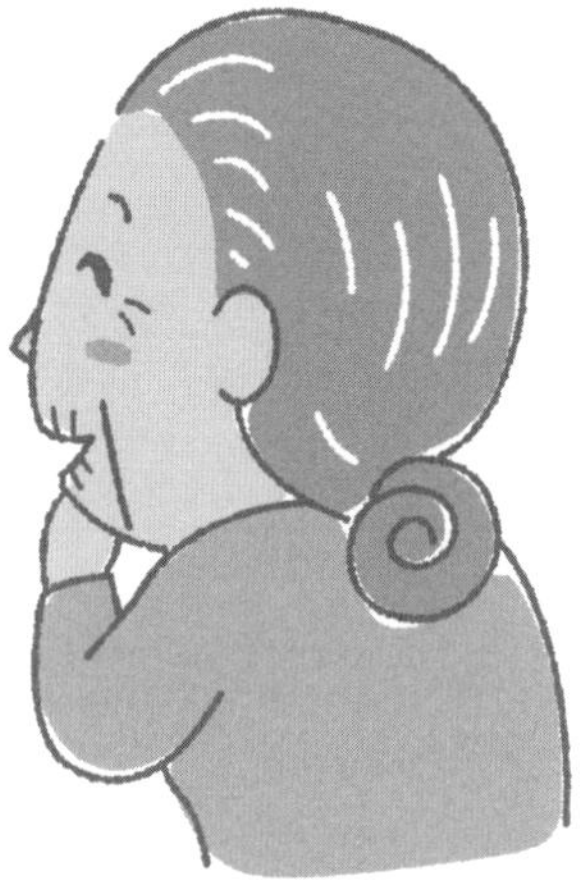

九十四歳
ボケたふりして
得をする

94歳作

ストレッチ
伸ばした筋肉
縮《ちぢ》まらず

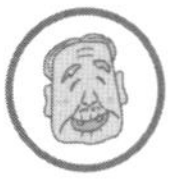

82歳作

仏壇に
今でも好きと
チョコを置く

78歳作

バーコード
北風あわれ
乱れ髪

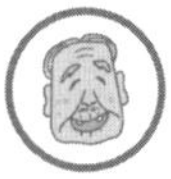

70歳作

子の手紙
要約すれば
カネタノム

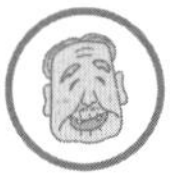

70歳作

風呂あがり
貼ったり塗ったり
クシャミする

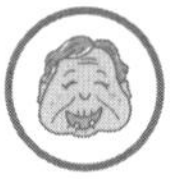
87歳作

眉きりり
描いて出かける
診察日

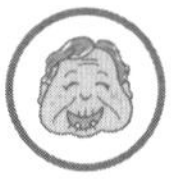
70歳作

ラインする
恋の相手は
よその爺

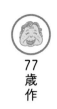

77
歳
作

若き日は
心がしびれ
今 手足

74
歳
作

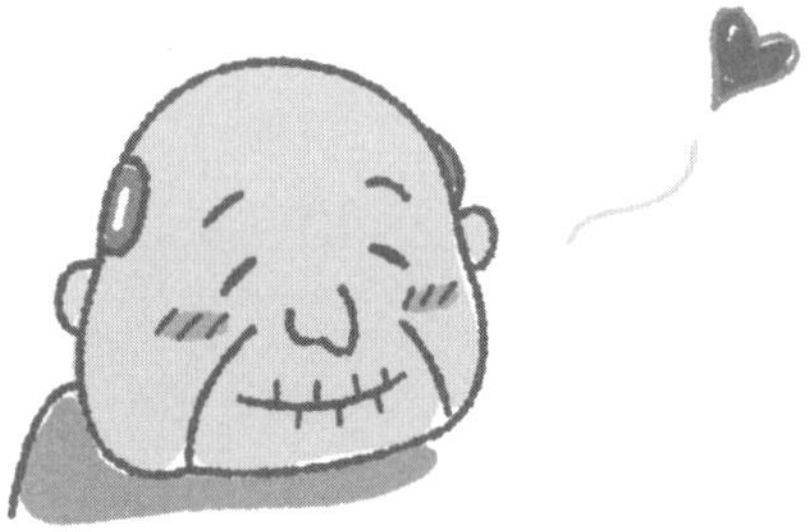

ヘアスタイル
変えたんじゃない
抜けただけ

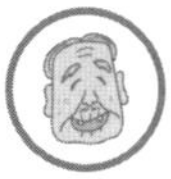

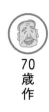

70歳作

断捨離が
すんで夫を
じっと見る

72歳作

親離れ
キラキラ輝く
孫が好き

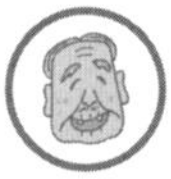
81歳作

孫娘
なぜか私に
手を合わす

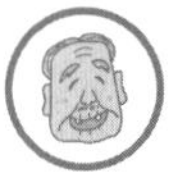
72歳作

セルフレジ
機械に話す
「ありがとう」

62歳作

キャッシュレス？
俺はもともと
キャッシュレス

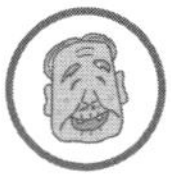
89歳作

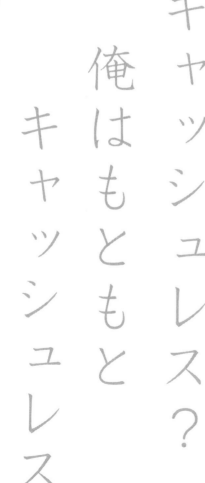

胆石も
磨けば光る
二カラット

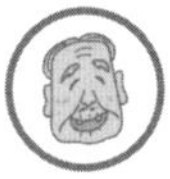
82歳作

風邪ひいた
舌出してと言われ
ズボン脱ぐ

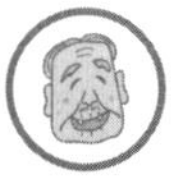
79歳作

残高の
激減ハッとし
バナナ喰《く》う

79歳作

ボケてない
安い茶碗を
割っている

68歳作

茶柱が
立ってすぐ買う
宝くじ

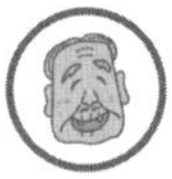

90歳作

吾《わが》輩《はい》は
妻が飼ってる
猫である

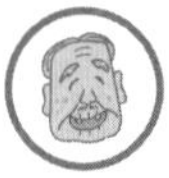

75歳作

徘《はい》徊《かい》も
言い方変えれば
ぶらり旅

70歳作

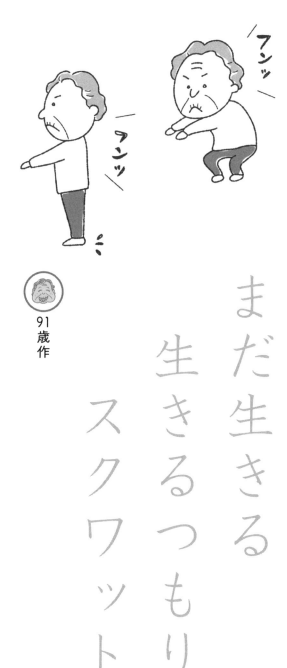

まだ生きる
生きるつもりの
スクワット

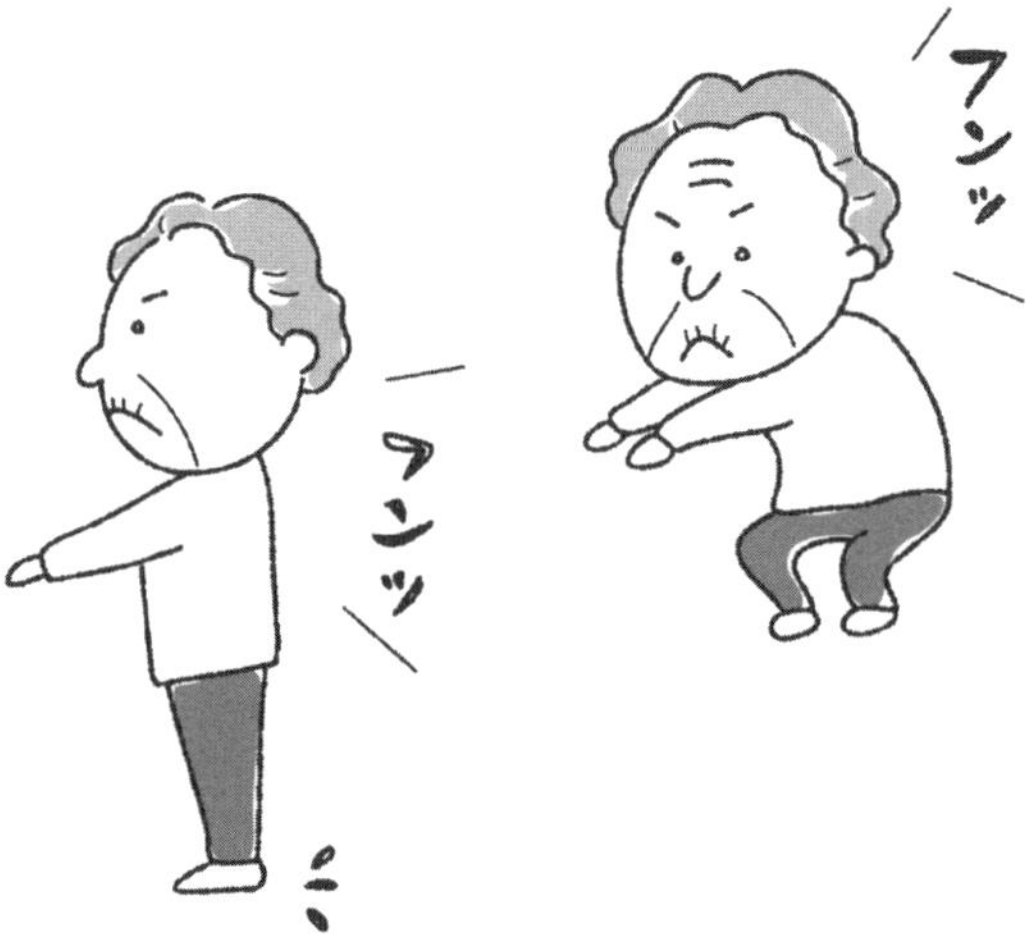

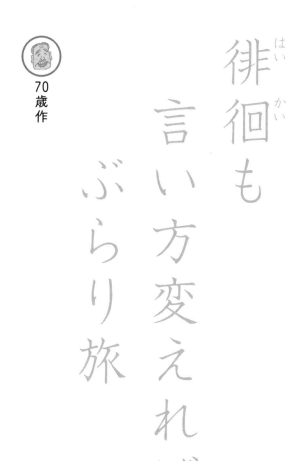

91歳作

手のふるえ
シニアスマホは
つい連写

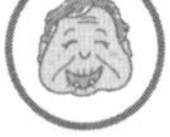

70歳作

アンケート
「苦しい」と書く
収入欄

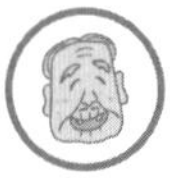

73歳作

ラジオ体操
オナラ気になり
手を尻に

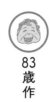

83歳作

朝七時
今日の仕事は
もう終わり

79歳作

歳《とし》ですと
けんそんしたら
うなずかれ

90歳作

看護師と
別れを惜しむ
退院日

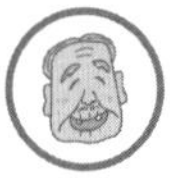
84歳作

穴埋め川柳

□に入る言葉は何でしょう?

1

ボケまいと
□しすぎ
めまいする

2

ケチっても
□に行くときゃ
皆ハダカ

3

情けなや
□するけど
気付かれん

4

シルバーと
呼ぶな歯はみな
□だ

答えは次のページに

答え

1 脳トレ

2 冥土

3 混浴

4 ゴールド

答え以外のコトバでも、
愉快な句ができたならそれでOK。
頭の体操だ！

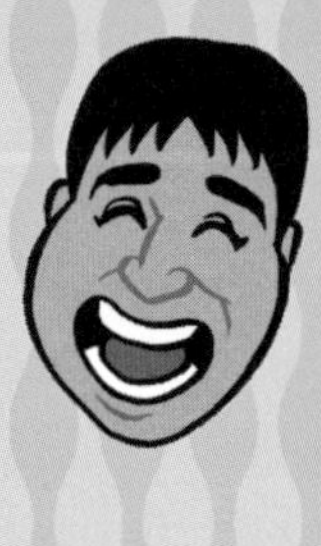

スマホデビュー
返信があり
ミニ喝《かっ》采《さい》

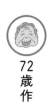

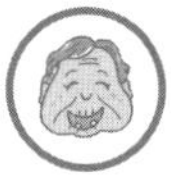

72歳作

友は皆《みな》
スマホの画面
孫だらけ

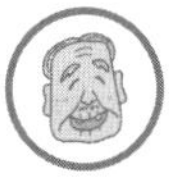

71歳作

顔のしわ
痛くないかと
孫が言う

65歳作

泣く孫を
笑わす為《ため》に
入れ歯とる

71歳作

ホームでは
アレ、ソレ、コレは
公用語

89歳作

ああ今日も
ラップの端が
見つからぬ

73歳作

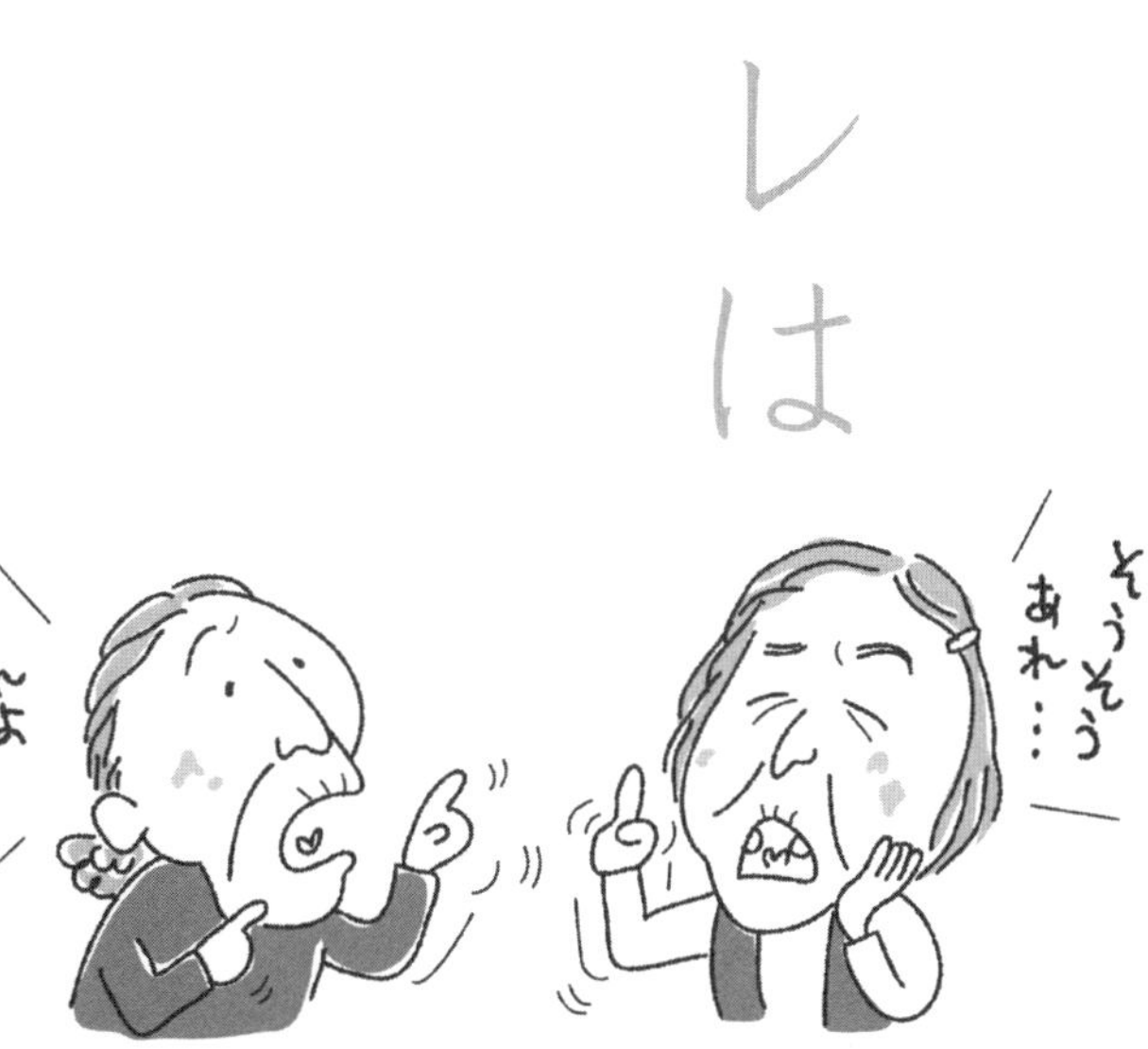

耳鳴りの
音と一緒に
聞く演歌

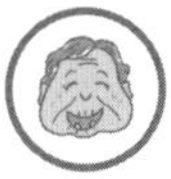
96歳作

サプリとか
アプリとかなに？
だれに聞こ

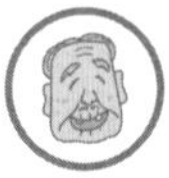
83歳作

かつらと歯
眼《め》鏡《がね》補《ほ》聴《ちょう》器《き》
次鼻輪

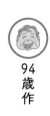

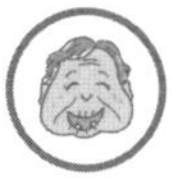
94歳作

デイの風呂
今日は草津の
エメラルド

95歳作

カレンダー
予定が入り
胸はずむ

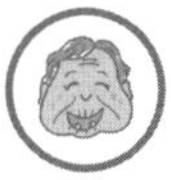

78歳作

楽しい日
文字はみ出した
日記帳

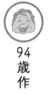

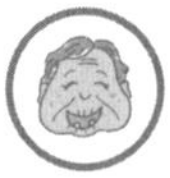

94歳作

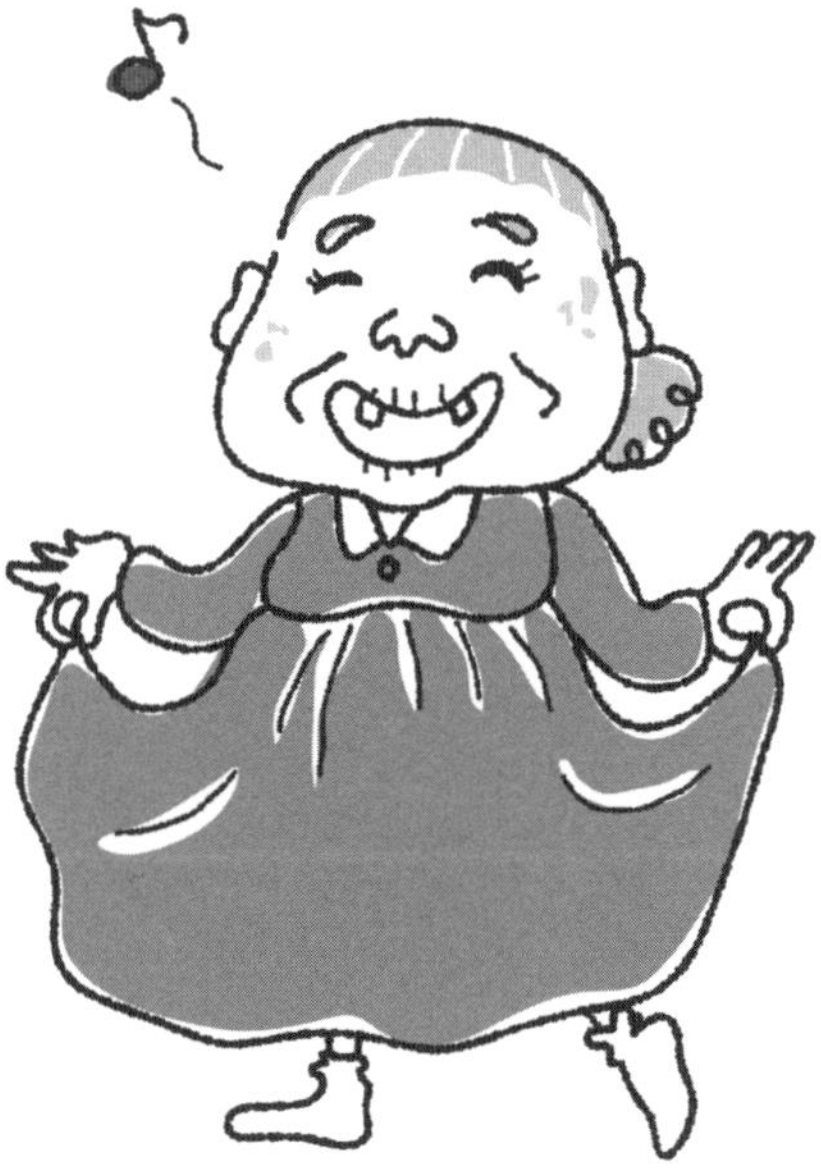

俺はどこ
老妻《つま》のプランは
一人旅

75歳作

無職より
隠《いん》居《きょ》と書きたい
職業欄

74歳作

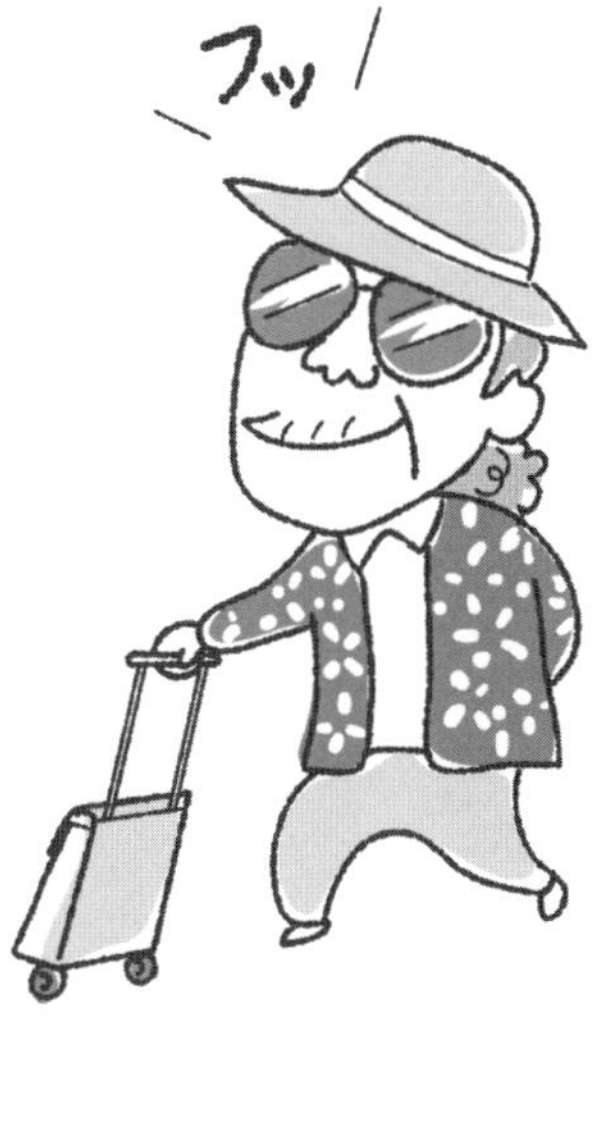

ボケじゃない
冷やし眼鏡は
気持ちいい

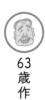

63歳作

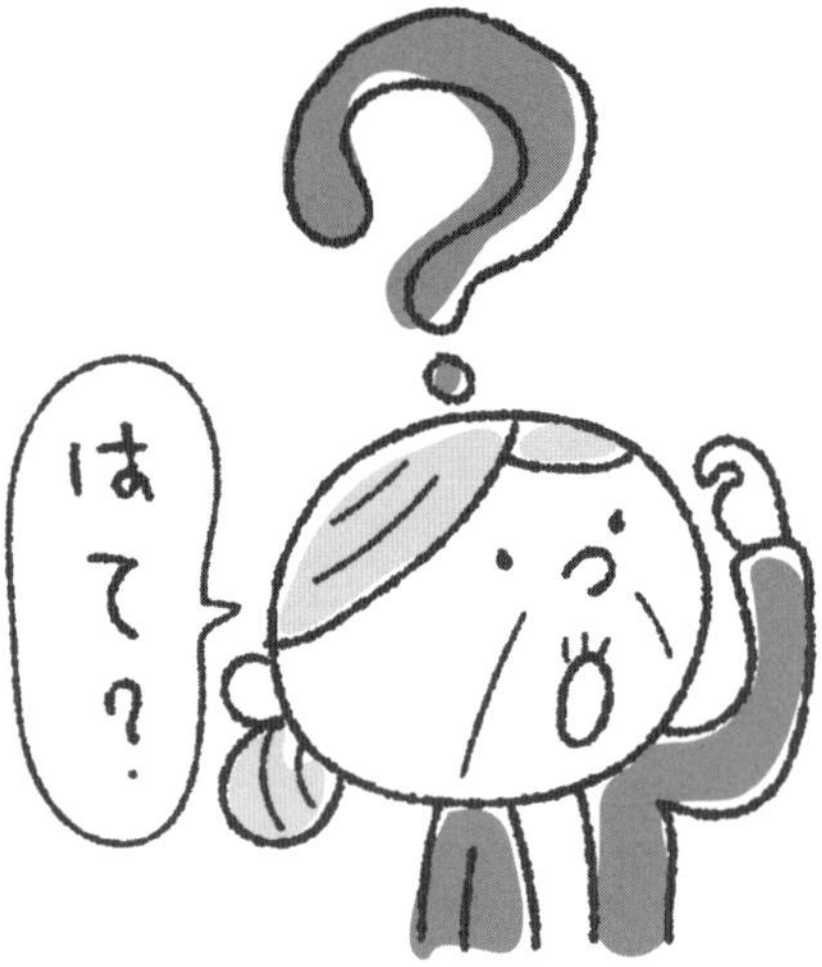

だれだっけ？
私も聞こうと
思っていた

90歳作

「先に逝《い》く」
「天国ですか」
「トイレです」

83歳作

歯の治療
あまりの恐怖
両手上げ

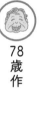

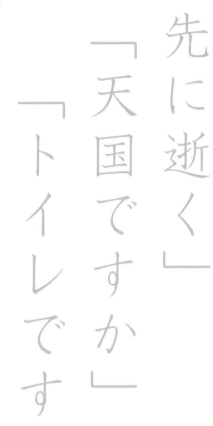

78歳作

美人の湯
入ってきたとは
言えぬ顔

83歳作

お義《か》母《あ》さま
それはクリニカ
ニベアこれ

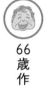

66歳作

酸《す》っぱいな
恋心かな
胃酸かな

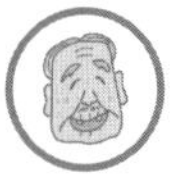

63歳作

ゆれている
地面じゃないよ
アンタだろ

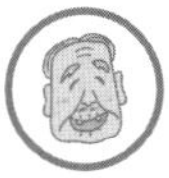

86歳作

野の花も
草も食べたい
物価高

77歳作

てんこ盛り
鼻にくっつく
とろろ飯

84歳作

若い時
楊《よう》貴《き》妃《ひ》だった
今マントヒヒ

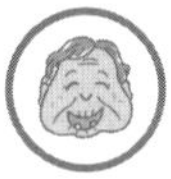

68歳作

手をたたき
お茶を欲しがる
チンパン爺

73歳作

果物の
コーナー巡って
またバナナ

83歳作

焼餅を
フォークとナイフで
切って食う

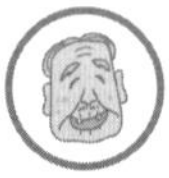
86歳作

さあ行くぞー
働くよろこび
ペダル踏む

79歳作

ライン見て
既読待てずに
電話する

70歳作

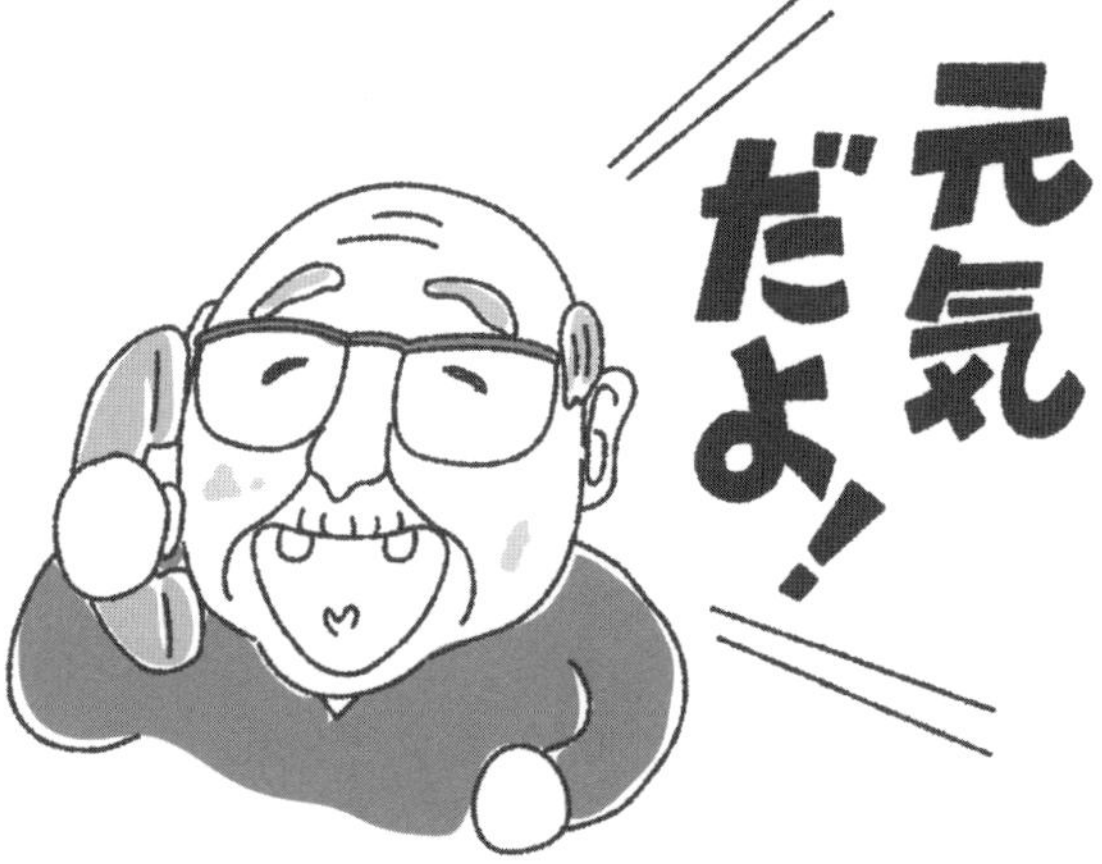

スイミング
バタフライだよ
助けいらん

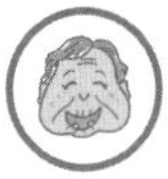

71歳作

車椅子
選手をまねて
漕《こ》ぐバァバ

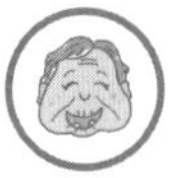

96歳作

川柳パズル

□に入る共通の言葉は何でしょう？

1

望むのは
□葬儀
みんな来て

□を
同じ曲にて
婆《ばば》競い

2

化粧ビン
逆立ちし待つ
□

深呼吸
二ヶ月待った
□

答えは次のページに

答え

1 カラオケ

2 年金日

年金の句も多いぞ。
みんな待ち遠しいんだよなあ。

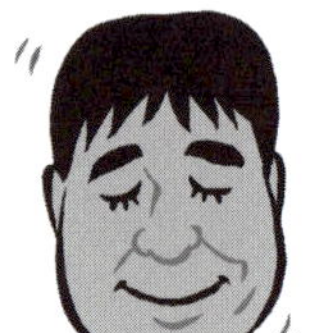

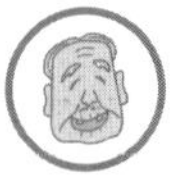

74歳作

死んだ気で
やれば死ぬかも
知れぬ歳

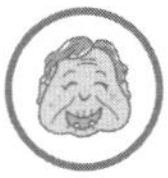

78歳作

断捨離なし
家ごとすっかり
捨ててくれ

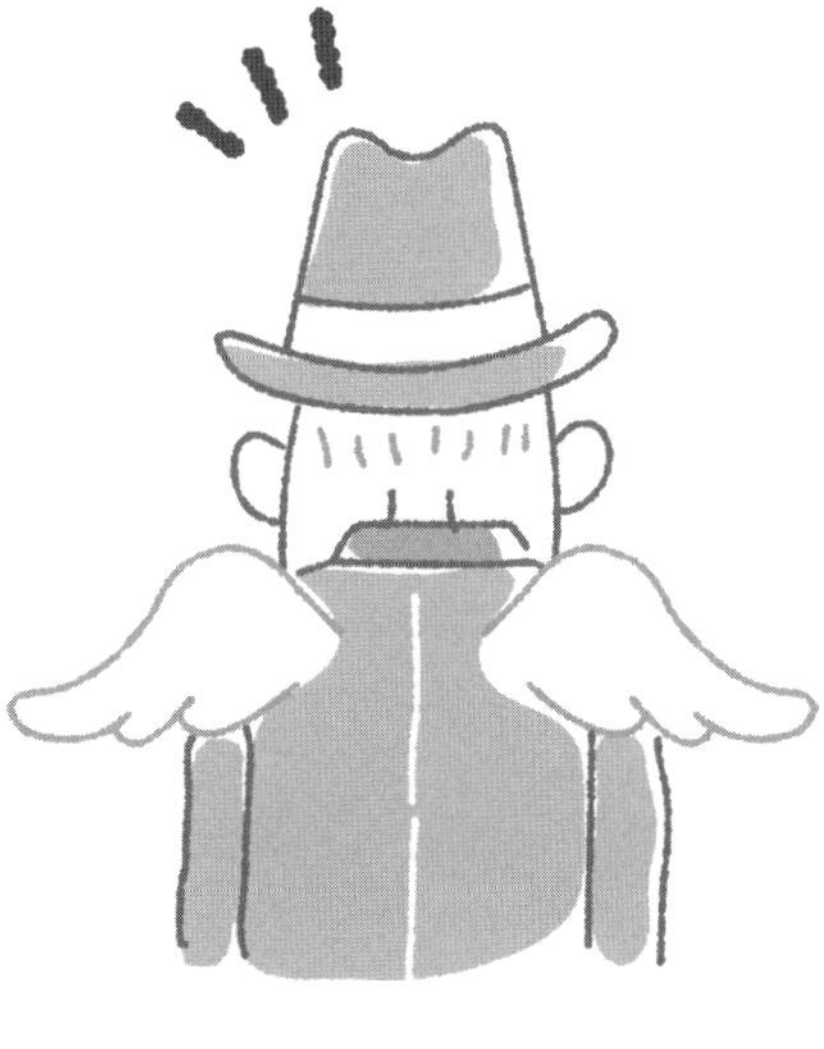

スクワット
おかげで苦なく
和のトイレ

78歳作

福笑い
ではありません
ムクミです

95歳作

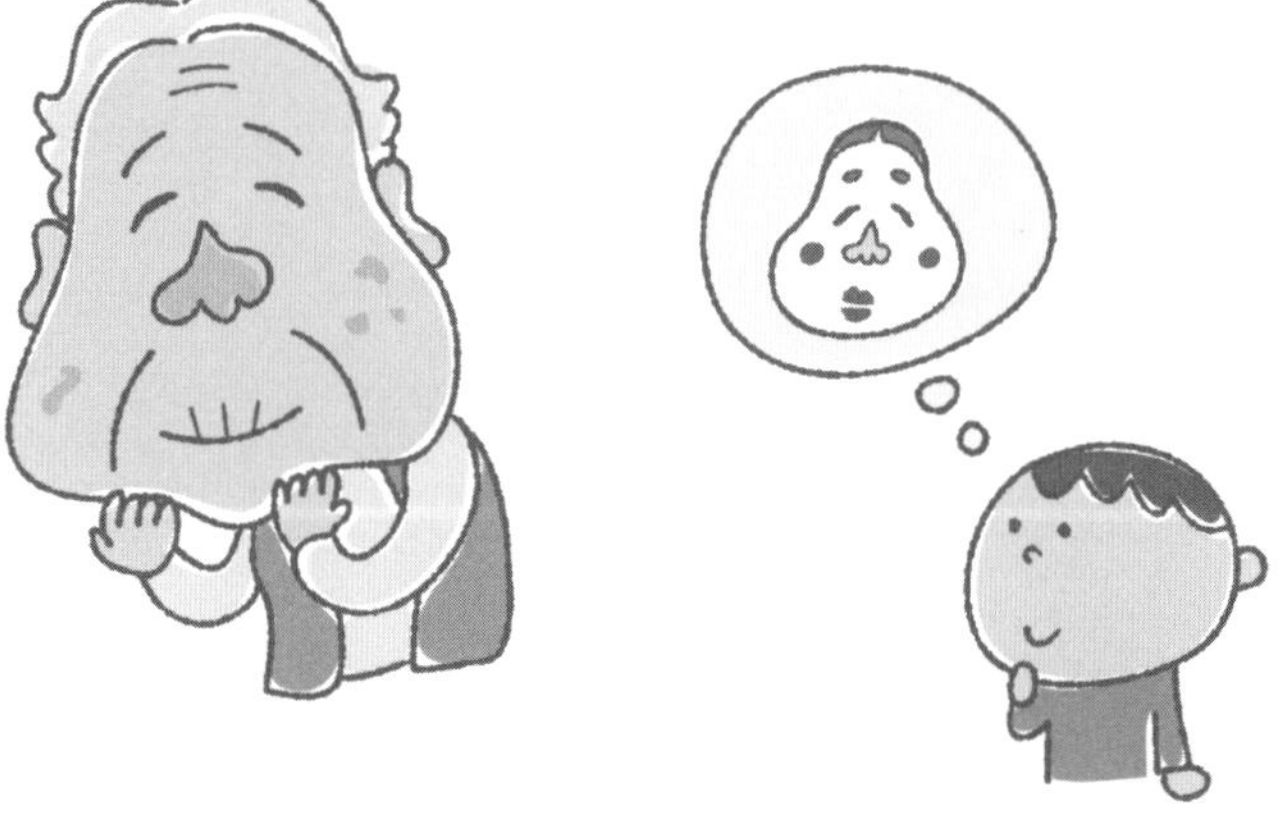

頭皮より
布団たたけと
言う女房

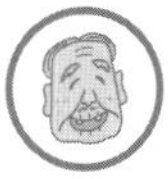

73歳作

顔のシワ
インドゾウには
負けません

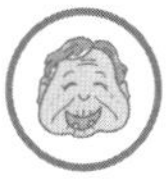

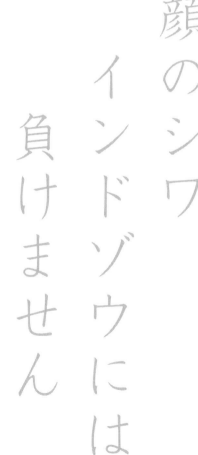

78歳作

これしかない
カップ麺の
ねぎ探る

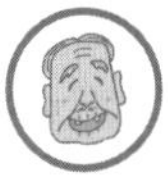
80歳作

育毛剤
信じてもみ込む
朝と晩

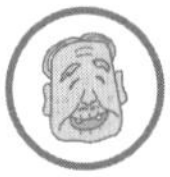
95歳作

億ション
チラシに足のせ
爪を切る

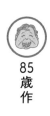

85歳作

顔のシワ
バームクーヘン
美味しそう

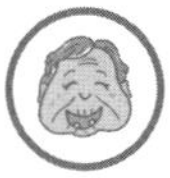

79歳作

気づかない
他の同窓会
まぎれても

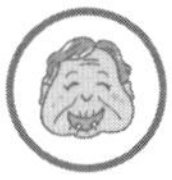

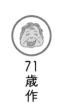

71歳作

恐い妻
休みと言えば
舌を打つ

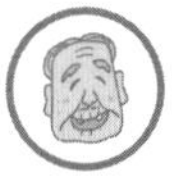

64歳作

何したか
覚えてないが
筋肉痛

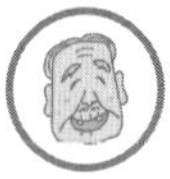
82歳作

検査終え
結果ドキドキ
「お歳です」

88歳作

できるなら
やさしくハグして
骨《こつ》粗《そ》鬆《しょう》

64歳作

大鍋の
カレーが告げる
妻旅行

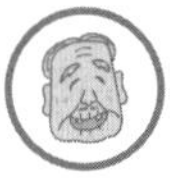
75歳作

いつだって
ハイという妻
それは夢

66歳作

一人鍋
辛《から》味《み》をきかせ
気力出す

95歳作

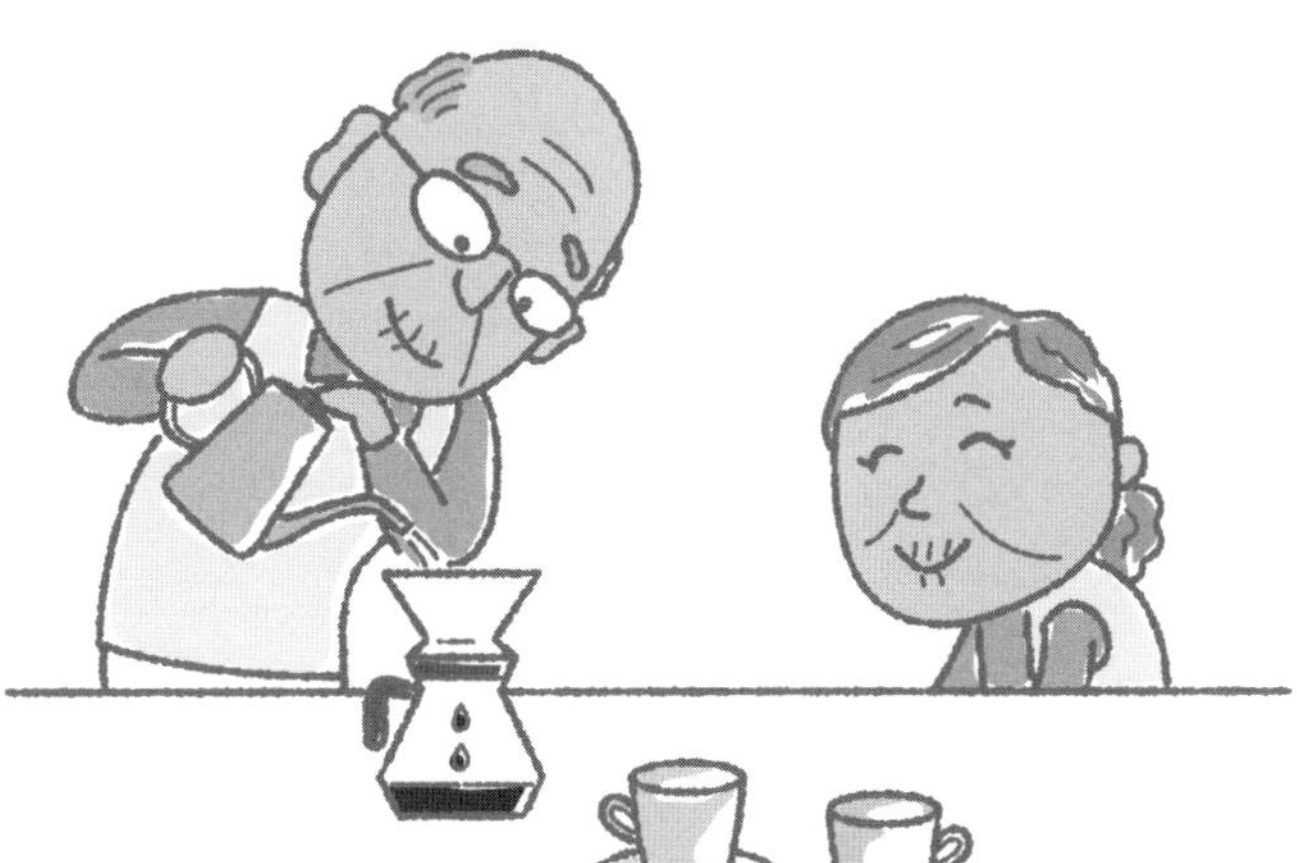

コーヒーの
カップふるえた
恋もあり

79歳作

住み替えて
みてもダンナは
同じ人

67歳作

「異常なし」
あるから病院
来てるのに!!

89歳作

仏壇屋
声をひそめて
「バーゲンです」

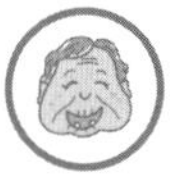

80歳作

「こないだなあ」
婆ちゃん言うが
五年前

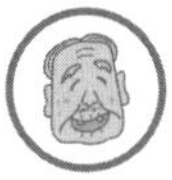
74歳作

恋したい
片足立ちが
まだできる

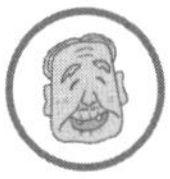
83歳作

若き僧
木魚も鐘も
音高く

80歳作

杖片手
止まって拝む
お地蔵さん

81歳作

ひらがなの
母の手紙が
柔らかい

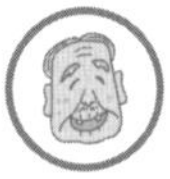

71歳作

百歳を
生きるほがらか
これがこつ

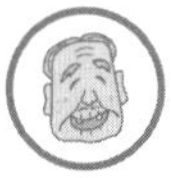

100歳作

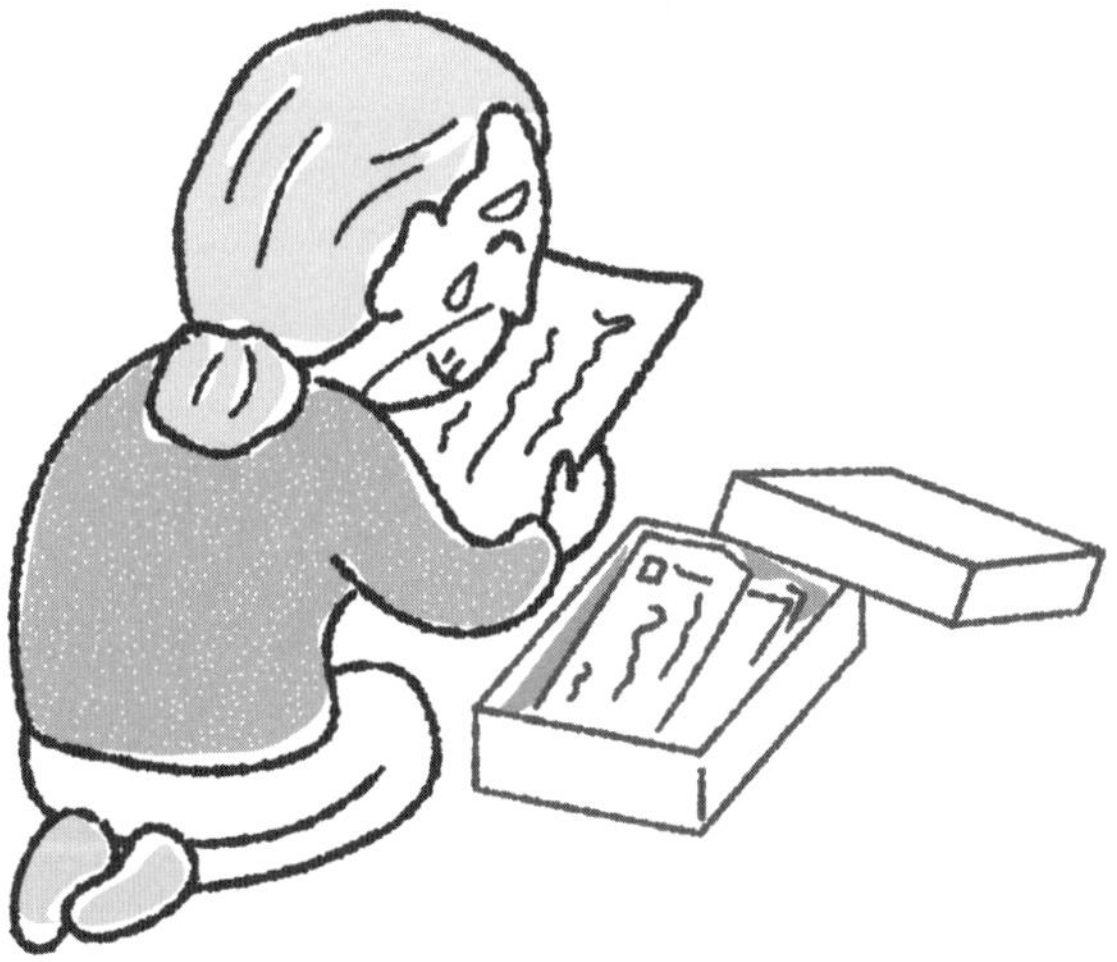

棺《かん》桶《おけ》は
すぐ燃やすのに
吟《ぎん》味《み》する

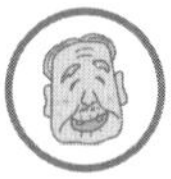

90歳作

美しい
夕やけ今日も
生きました

84歳作

耳そうじ
するたび憶《おも》う
母のひざ

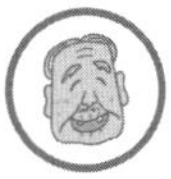
87歳作

笑ったら
どこかに消えた
いやな事

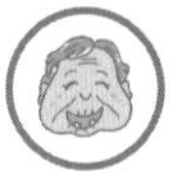
91歳作

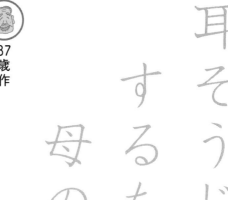

墓いらぬ
最後の恋を
してみたい

77歳作

エンディング
お経《きょう》はイヤよ
シャンソンで

80歳作

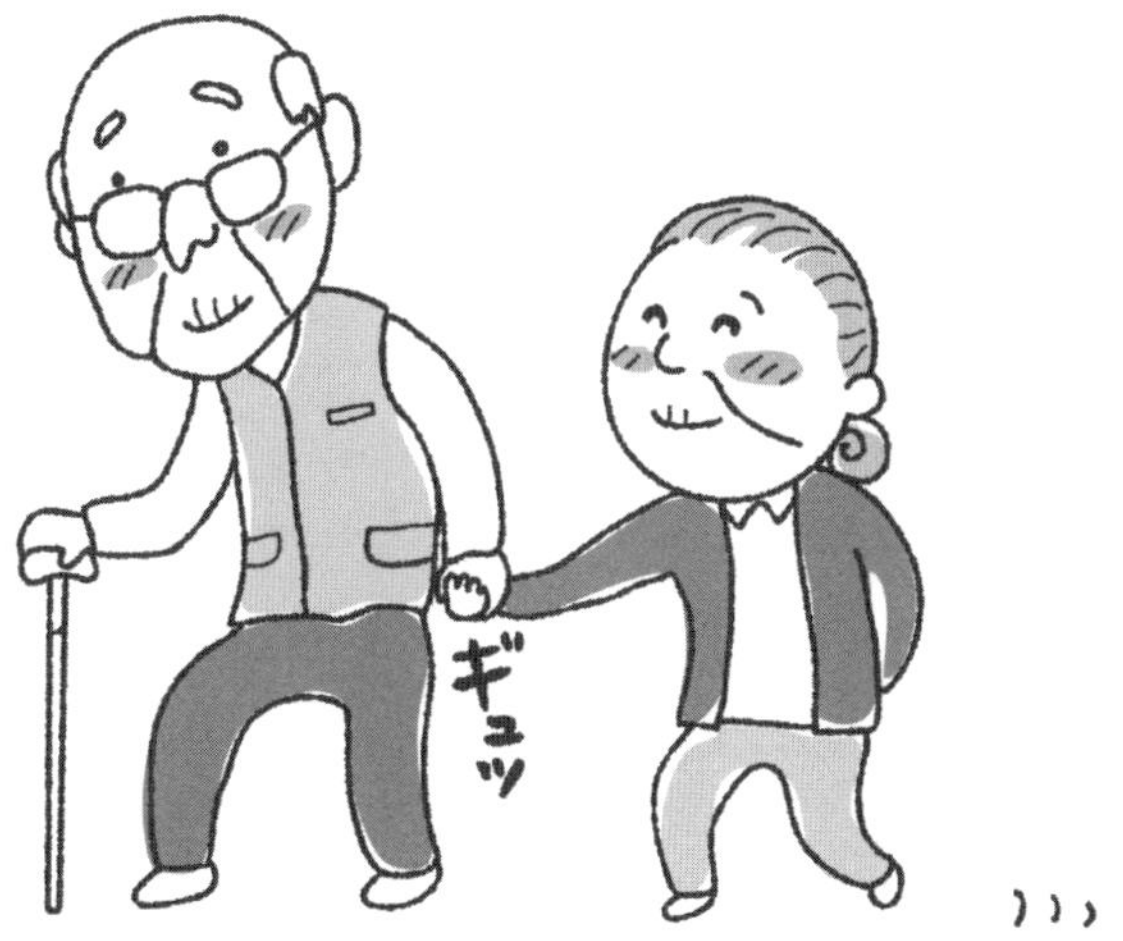

河出のシルバー川柳シリーズ

今すぐ買える

バックナンバー販売中！

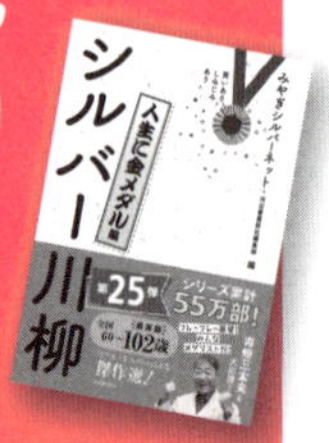

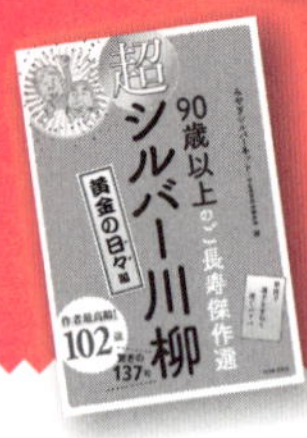

●シルバー川柳シリーズ（60歳以上の傑作選）

シルバー川柳	百歳バンザイ編	1100円	02731-9
シルバー川柳	千客万来編	1100円	02857-6
シルバー川柳	いつでも夢を編	1100円	02910-8
シルバー川柳	明日《あした》があるさ編	1100円	02955-9
シルバー川柳	太陽の季節編	1150円	02980-1
シルバー川柳	ああ夫婦《ふうふ》編	1150円	03023-4
シルバー川柳	丘を越えて編	1150円	03042-5
シルバー川柳	上を向いて歩こう編	1150円	03062-3
シルバー川柳	バラ色の人生編	1150円	03092-0
シルバー川柳	長生き上手《じょうず》編	1150円	03105-7
シルバー川柳	天真《てんしん》らんまん編	1150円	03125-5
シルバー川柳	人生ブギウギ編	1150円	03168-2
シルバー川柳	光るジジババ編	1150円	03187-3
シルバー川柳	人生に金メダル編	1150円	03217-7

●超シルバー川柳シリーズ
（90歳以上のご長寿だけの特別選）

超シルバー川柳	あっぱれ百歳編	1100円	02917-7
超シルバー川柳	人生の花束《はなたば》編	1100円	02959-7
超シルバー川柳	毎日が宝もの編	1150円	02984-9
超シルバー川柳	笑顔がいっぱい編	1150円	03066-1
超シルバー川柳	黄金の日々《ひび》編	1150円	03137-8

●毒蝮三太夫の“毒舌＆愛情”作品コメント付き　特別編

シルバー川柳特別編	ババァ川柳 女の花道編	1019円	02458-5
シルバー川柳特別編	ババァ川柳 人生いろいろ編	1100円	02827-9
シルバー川柳特別編	ジジィ川柳	1019円	02405-9

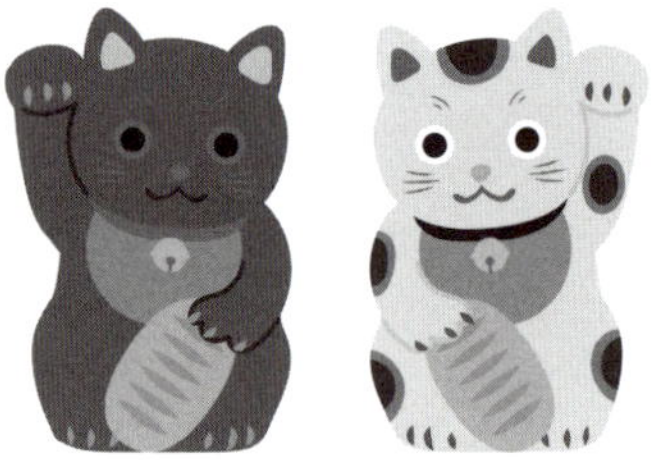

1 書店で買う

全国どこの書店でも買えます。店頭にない場合はお取り寄せもできます。
また、Amazon、楽天ブックスなどのネット書店でも発売中。

2 通信販売で買う

楽天ブックス ブックサービス
tel
0120-29-9625
（9:00～18:00　土日祝も受付）

お電話で「欲しい書名」「お名前」「ご住所」「お電話番号」をお知らせください。
お支払いは代引き対応。
別途、送料、手数料が必要です。

＊定価は税込み価格です。予定なく変更になる場合もあります。
＊書名の後の数字はISBNコードです。書店様には頭に「978-4-309」を付けてご注文ください。
＊売り切れの際はご容赦ください。

河出のシルバー川柳本

60歳以上の方の川柳作品、募集中！

あなたの作品が本に載るかもしれません！

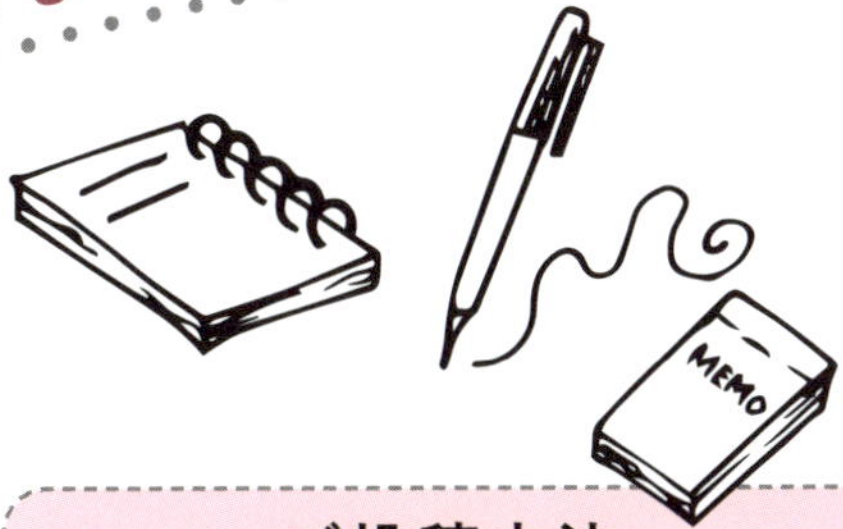

ご投稿規定

- 60歳以上のシルバーの方からのご投稿に限らせていただきます。
- ご投稿作品の著作権は河出書房新社に帰属します。
- 作品は自作未発表のものに限ります。
- お送りくださった作品はご返却できません。
- 投稿作品発表時に、ご投稿時点でのお名前とご年齢を併記することをご了解ください。
- ペンネームでの作品掲載はしておりません。

ご投稿方法

- **はがきに川柳（1枚につき5作品まで）、郵便番号、住所、氏名（お名前に「ふりがな」もつけてください）、年齢、電話番号**を明記の上、下記宛先にご郵送ください。
- ご投稿作品数に限りはありませんが、はがき1枚につき5作品まででお願いします。

おはがきの宛先

〒162-8544
東京都新宿区東五軒町2-13
（株）河出書房新社
編集部「シルバー川柳」係

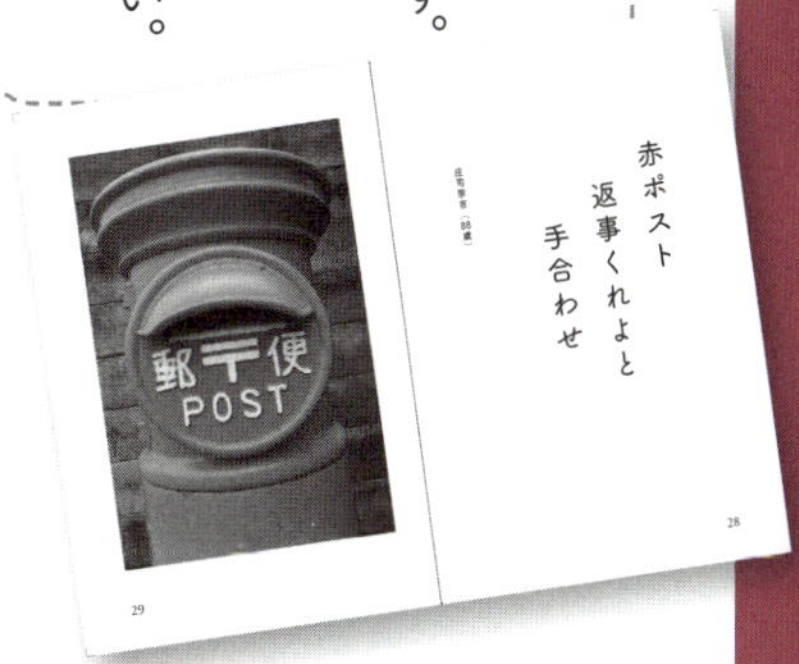

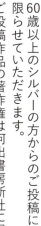

発表

今後刊行される河出書房新社の『シルバー川柳』本にて、作品掲載の可能性があります（ご投稿全作ではなく編集部選の作品のみ掲載させていただきます）。
なお、投稿作品が掲載されるかどうかの個別のお問い合わせにはお答えできません。何卒ご了解ください。

**あなたの日常の心のつぶやきをシルバー川柳にしてみませんか。
ご投稿、お待ちしております**

監修者　篠原菊紀（しのはら きくのり）

脳科学者。公立諏訪東京理科大学工学部情報応用工学科教授
専門は脳神経科学、応用健康科学。遊ぶ、運動する、学習するといった日常の場面における脳活動を様々な角度から研究し、ヒトの脳のメカニズムを探求している。テレビ、雑誌などのメディアでも活躍。脳トレーニングに関する監修書、多数。

編者　みやぎシルバーネット
1996年に創刊されたシニア世代向けフリーペーパー。主に仙台圏で毎月35000部を無料配布。多くのシルバー読者に生活情報や楽しい記事、催事を提供している。読者投稿企画「シルバー川柳」は創刊以来続いている人気連載。

https://miyagi-silvernet.com/

Staff

イラスト　BIKKE、もりいくすお（毒蝮三太夫氏似顔絵）
ブックデザイン　GRiD
編集協力　川内昭治、忠岡謙、モアーズ

脳活シルバー川柳
なぞり書き 音読 大笑い!

2024年10月20日　初版印刷
2024年10月30日　初版発行

監 修 者　篠原菊紀
編　　者　みやぎシルバーネット、
　　　　　河出書房新社編集部
発 行 者　小野寺優
発 行 所　株式会社河出書房新社
　　　　　〒162-8544
　　　　　東京都新宿区東五軒町2-13
　　　　　電話 03-3404-1201（営業）
　　　　　　　 03-3404-8611（編集）
　　　　　https://www.kawade.co.jp/
印刷・製本　TOPPANクロレ株式会社
ISBN978-4-309-03209-2
Printed in Japan